NOUVELLE MÉTHODE

DE TRAITEMENT

DES ULCÈRES,

ULCÉRATIONS ET ENGORGEMENTS

DU COL DE LA MATRICE.

DE L'IMPRIMERIE DE LACHEVARDIERE FILS,
RUE DU COLOMBIER, N° 30, A PARIS.

NOUVELLE MÉTHODE

DE TRAITEMENT

DES ULCÈRES,

ULCÉRATIONS ET ENGORGEMENTS

DU COL DE LA MATRICE.

MÉMOIRE

PRÉSENTÉ

A L'ACADÉMIE ROYALE DE MÉDECINE

PAR SAMUEL LAIR,

DOCTEUR EN MÉDECINE DE LA FACULTÉ DE PARIS.

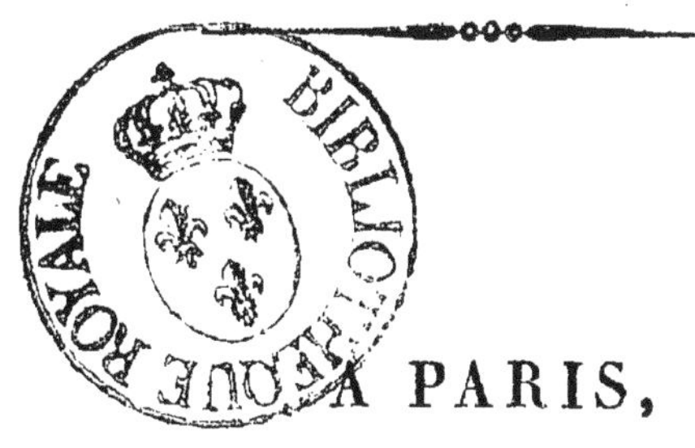

A PARIS,

CHEZ L'AUTEUR,

RUE DU FAUBOURG-MONTMARTRE, N° 8.

1826.

HONORATISSIMO VIRO

COUSIN DE BEAUMÉNIL,

MONDIDERIENSIS TRIBUNALIS PRÆSIDI

ET IN AMBIANENSI CURIA SENATORI HONORARIO,

CIVI OPTIMO,

IUDICI INCORRUPTO,

PATRI AMANTISSIMO,

PARVUM QUIDEM, SED NON PARVI PIGNUS AMORIS,

OFFERT DEDICATQUE

SOCERO

GENER REVERENTISSIMUS,

SAMUEL LAIR.

AVANT-PROPOS.

S'il m'était permis de caractériser l'époque actuelle en médecine, je dirais qu'elle se distingue par un besoin impérieux, et généralement répandu, de guérir les maladies jusque là réputées incurables (1). Et qu'on ne dise pas que dans tous les temps il en fut ainsi, car, depuis Ambroise Paré jusqu'à nos jours, les hommes qui ont marqué dans la médecine ou la chirurgie les embrassaient entières dans leurs travaux; et s'ils en ont perfectionné quelques points, c'était du moins sans intention spéciale, et presque sans controverse de la part de leurs confrères. Aujourd'hui, au contraire, toutes les branches de la médecine sont soumises à un examen approfondi; et dans chacune, des hommes d'un grand mérite, après avoir parcouru tous les degrés de cette science immense, après s'être imbus de toutes les théories, s'attachent spécialement à triompher de quelques uns de ces problèmes difficiles, proposés à la saga-

(1) Ce besoin actif de perfectionnement n'est point particulier à la médecine; c'est à lui, et à l'emploi des bonnes méthodes, que nous devons les progrès immenses que les sciences ont faits depuis quelque temps; seulement les médecins le sentent plus vivement, et ils le sentiront, je ne dis pas jusqu'à ce qu'ils aient trouvé le moyen de guérir toutes les maladies réputées incurables, mais au moins jusqu'à ce qu'ils aient découvert pourquoi elles le sont.

cité de leurs devanciers. On les voit arriver ensuite sur le terrain de la discussion, riches de faits et d'observations neuves ; mais ces faits, ces observations, n'acquièrent l'authenticité qui commande la confiance, qu'après avoir été comparés, discutés, et, en quelque façon, sanctionnés par le tribunal infiniment respectable des médecins qui ont suivi la même route qu'eux, et de ceux dont le génie embrasse la science dans son ensemble, et voit avec netteté chacune de ses parties. Je ne citerai aucune preuve à l'appui de ce que je viens d'avancer, bien qu'elles fussent honorables pour les membres de cette académie ; mais j'affirme que rien n'est plus propre à contribuer aux véritables progrès de la médecine, et qu'elle doit sortir de la période actuelle enrichie d'une bonne méthode, et brillante de lumière, comme la botanique au temps des Tournefort, des Linné, des Jussieu ; la chimie au temps des Priestley, des Lavoisier, etc. Il restera encore beaucoup à découvrir par la suite, mais la route sera tracée.

Le genre d'affection qui fait le sujet de ce mémoire me paraît être maintenant en première ligne entre ces spécialités, et il le mérite à mon avis ; car, de toutes les maladies qui affectent les femmes, il n'en est peut-être pas de plus fréquentes, et en même temps de plus graves, que celles qui ont leur siége dans la matrice ; et cette gravité a pour cause, non seulement l'importance des fonctions que remplit l'utérus, sa situation, ses connexions, ses nombreuses et puissantes sympathies avec les organes les plus indispensables à la vie, mais encore la multitude des causes morbides qui agissent sur lui, et la pudeur, qui fait dissimuler, souvent jusqu'à un degré très avancé, des maladies qui eussent été curables si on y eût porté remède dès leur principe. Rien de si commun, en effet, que de voir des femmes éviter toute espèce d'examen, même de la part du médecin dans lequel elles ont le plus de confiance, et aller chez des sages-femmes, ou des empiriques, chercher des remèdes au mal qui les consume ; heureuses si l'ignorance ou la cupidité ne viennent pas l'aggraver et le rendre tout-à-fait incurable.

Je puis rapporter à cette occasion deux observations toutes récentes : l'une d'une dame, sur le retour d'âge, qui avait un squirrhe énorme de l'utérus, et qui, depuis deux ans, était traitée, par un prétendu médecin, pour une maladie des voies urinaires, lesquelles étaient parfaitement saines ; l'autre d'une jeune femme, à la suite d'un accouchement laborieux, dans lequel le col de l'utérus avait été déchiré, qui fut traitée par une sage-femme, de manière à porter au dernier degré d'intensité l'inflammation dont cette partie était restée le siége.

N'ayant pas eu l'intention de faire un gros volume, mais seulement un simple mémoire, j'ai resserré mon cadre autant que possible.

Dans quelques articles, qui mériteraient le titre de

propositions plutôt que celui de chapitres, j'expose quelles sont mes idées sur la nature du squirrhe et du cancer de la matrice. Deux de ces chapitres sont consacrés à la description et au traitement de certaines affections ulcéreuses et des affections ulcératives du col utérin. Ces chapitres sont précédés de neuf observations, dont sept sont relatives à des affections ulcératives ou à des engorgements du col de la matrice, et les deux autres ont pour objet deux squirrhes du même organe ; enfin, je termine par quelques propositions dont le développement m'eût jeté hors des limites que je m'étais prescrites.

NOUVELLE METHODE

DE

TRAITEMENT DES ULCÈRES,

ULCERATIONS ET ENGORGEMENTS

DU COL DE LA MATRICE.

~~~~~~

PREMIÈRE OBSERVATION.

SQUIRRHE DU COL DE LA MATRICE, AVEC PLAIE ULCÉREUSE.

Madame F..., âgée de trente-sept ans, constitution
névroso-bilieuse, santé équivoque.

La mère de cette dame est morte d'une maladie organique de l'utérus, dans un âge peu avancé ; et toute sa vie
elle s'est crue destinée, elle-même, à subir une mort pareille :
opinion d'autant plus fondée, que, depuis sa première
menstruation, elle souffre dans la région utérine, et que
c'est là que viennent se réfléchir toutes les indispositions
qu'elle éprouve.

Dès la fin de l'année 1822, madame F... avait des hémorrhagies qui duraient de deux à cinq jours, et revenaient
trois ou quatre fois par mois, avec des douleurs dans les
reins et les aines ; elle était en outre fort maigre et tout-
à-fait découragée.

L'ayant examinée au speculum et par le toucher, je reconnus les caractères les moins équivoques du squirrhe commen-
çant : le col de l'utérus était une fois et demie aussi volumineux que dans l'état naturel ; il était dur, insensible,
~~~~~~

d'un aspect blanchâtre, et offrait une solution de continuité vers l'angle gauche du museau de tanche. La malade, qui était accouchée un an auparavant, rattachait l'exaspération des accidents qu'elle éprouvait à la maladresse de l'accoucheur qui l'avait assistée dans cette circonstance, et qui, disait-elle, l'avait blessée.

La malade, qui ne s'était soumise qu'avec une peine extrême aux moyens d'investigation que nous avions été forcé d'employer, ne put se décider à subir le traitement par les douches ; je me contentai donc de lui ordonner, 1° chaque jour un bain de siége d'espèces narcotiques ; 2° des injections de même nature ; 3° des demi-lavements de graine de lin et de têtes de pavot, pris matin et soir ; 4° des cataplasmes, pendant la nuit, sur le bas-ventre ; 5° des boissons rafraîchissantes ; 6° le repos et une diète lactée.

Peu de jours après je revis la malade : elle m'annonça que sa maladie n'avait été rien, qu'elle était presque guérie, et qu'elle allait suspendre toute espèce de traitement, ce qu'elle fit en effet.

Quelques semaines s'étaient à peine écoulées lorsque des signes de grossesse vinrent expliquer la prompte cessation des accidents. Aucun phénomène remarquable n'est venu troubler cette grossesse, ni l'accouchement qui en fut le terme. En pratiquant le toucher pendant le travail, je trouvai que le col, tout en s'amincissant et se ramollissant, conservait cependant une rigidité et une épaisseur qui retardaient l'accouchement ; je reconnus aussi que la solution de continuité dont j'ai parlé plus haut avait exactement son siége sur le bord du col ; ce qui me confirma dans l'opinion qu'elle était une déchirure produite par l'accouchement antérieur, et non un effet de la maladie organique du col. Au reste cette déchirure conservait une vive sensibilité, et, chose remarquable, le travail de la dilatation ne l'augmenta pas autant qu'on aurait pu le croire.

L'enfant, sain et assez fort, fut confié à des mains étrangères. Le placenta adhérait à l'utérus par deux endroits, ce qui en rendit l'expulsion lente et difficile.

Madame F...., rassurée sur son avenir, passa depuis le 9 juillet 1823, époque de ses couches, jusqu'au mois de septembre, sans éprouver la moindre incommodité ; mais alors, les règles ayant reparu avec tous les caractères d'une hémorrhagie, elle appela de nouveau mes soins.

Je lui trouvai toujours cette peau jaune, flétrie, cette figure fatiguée, qui se rencontrent ordinairement dans les maladies organiques. Elle m'observa qu'il était très surprenant qu'étant guérie, elle ne reprît pas les apparences de la santé.

J'avais prévu que la maladie de l'utérus, suspendue par la grossesse, se reproduirait après l'accouchement ; cependant, comme il n'est pas rare que la première menstruation qui suit les couches soit très considérable, je ne tirai, pour le moment, aucun pronostic fâcheux, et je me contentai d'administrer les soins que réclament ces sortes d'accidents. L'hémorrhagie dura cinq jours, et fut suivie, pendant quinze, de flueurs blanches rosées, lesquelles, à leur tour, et sans qu'il y eût aucune faute de régime commise, furent suivies de nouvelles hémorrhagies, qui duraient deux ou trois jours, se suspendaient, et n'étaient jamais plus de dix jours sans reparaître. Le repos absolu, le régime antiphlogistique, et plusieurs saignées pratiquées à propos, n'empêchèrent pas la douleur de reins et des aines de se reproduire dans le mois de décembre, et de nous démontrer l'insuffisance d'une grossesse heureuse, et du traitement antiphlogistique, pour guérir les maladies organiques du col de la matrice.

Il n'était pas facile d'amener madame F.... à se soumettre à un autre genre de médication : aussi celui-ci fut-il continué pendant six mois consécutifs, avec autant d'exactitude que d'insuccès. Cependant, à l'exception des sangsues au col de l'utérus, dont la malade ne voulait point entendre parler, aucun des moyens qui composent ce traitement ne fut négligé ; il fut secondé même par deux cautères profonds aux lombes ; lesquels furent établis dès la fin de janvier.

État de la malade le 1er juillet 1824.

Fatiguée de toujours souffrir et de voir augmenter la maladie, malgré les efforts que l'on faisait pour l'enrayer dans sa marche, elle consentit de nouveau à l'introduction du speculum, et à modifier son traitement autant que je le jugerais convenable.

Une chose digne de remarque, à mon avis, c'est que, sauf une légère augmentation dans le volume du col, cet organe est revenu exactement au même état qu'avant l'accouchement. Mais la solution de continuité prenait plus manifestement le caractère d'un ulcère de mauvaise nature. L'état général de la malade était inquiétant, et son moral dans de fâcheuses dispositions. Son pouls, le soir principalement, avait de la fréquence ; la peau était chaude et tendait à se sécher, ses digestions fort irrégulières et pénibles en général ; son appétit dépravé se tournait principalement vers les acidités et les mets de haut goût ; enfin elle était tourmentée par une soif considérable, une constipation opiniâtre, que les lavements ne parvenaient pas toujours à vaincre, et de fréquentes palpitations.

Le 1er juillet 1823, un nouveau traitement, dont l'iode à l'intérieur, les douches journalières, et les sangsues au col de la matrice, forment les principales bases, fut commencé, et continué jusqu'au 1er janvier 1825, époque où tous les accidents avaient disparu, et où la malade avait repris de l'embonpoint et de la fraîcheur.

Pendant les quinze premiers jours de juillet, les douches furent composées d'eau de guimauve, et administrées à la température de vingt-huit degrés, au moyen de l'entonnoir dont je donne la description à la fin de ce Mémoire. La teinture d'iode fut prise à la dose de deux gouttes, matin, midi et soir, dans une tasse d'eau de gomme ;

enfin une seule application de six sangsues fut faite le 10 de juillet, époque à laquelle les règles avaient habitude de paraître.

Le 15 juillet. — La douche seule a produit un effet sensible : la malade, rafraîchie, éprouve alors plusieurs heures de calme. Les flueurs blanches sont d'une couleur moins foncée et un peu moins abondantes. (Continuation du même traitement. La teinture d'iode est portée à neuf gouttes chaque jour.)

Le 30 juillet.—L'ulcère commence à se déterger ; les pertes sont moins fréquentes, l'appétit meilleur et plus régulier. (Douze gouttes de teinture d'iode chaque jour, en deux doses, chacune dans une cuillerée à bouche, de sirop antiscorbutique. Continuation des autres moyens ; deux grands bains par semaine.)

Le 15 août.—Des douleurs plus fortes ont eu lieu à l'approche des règles, et ont amené, le 10, l'emploi de six nouvelles sangsues. (Tous les autres moyens sont continués ; la teinture d'iode est portée à quinze gouttes.)

Le 30 août.—Les hémorrhagies tendent à disparaître ; les flueurs blanches prennent une couleur bénigne et sont moins abondantes ; le sommeil revient ; les forces se réparent, et la malade commence à sortir de chez elle. (Rien n'est changé au traitement ; la teinture d'iode est portée à dix-huit gouttes dans le même véhicule.)

Le 15 septembre.—L'ulcération a repris l'aspect qu'offrent les simples déchirures des bords du col ; l'application des sangsues, le 10, a déterminé le flux menstruel, lequel n'a duré que trois jours, et n'a pas été, à beaucoup près, accompagné de douleurs aussi vives que le mois précédent. La dureté et le volume du col persistent au même degré qu'au commencement du traitement. (Vingt et une gouttes de teinture d'iode, chaque jour ; douche, composée d'un gros de sulfure de potasse dissous dans dix livres d'eau, à trente degrés, et administrée au moyen de la pompe.)

Le 30 septembre. — Le col commence à se ramollir,

mais des douleurs s'étant manifestées dans l'appareil utérin, par l'effet de la douche, elle est suspendue pendant cinq jours. (Les bains et l'iode sont administrés de la même manière.)

Le 15 octobre. — Les mois, favorisés par l'application de six sangsues, sont venus le 10, et ont duré trois jours, pendant lesquels les douches ont été supprimées. Tout le mois s'était passé sans hémorrhagie. (Continuation du traitement précédent.)

Le 30 octobre. — La malade ne sent plus ou presque plus de palpitations ; son retour vers la santé est manifeste. (Continuation des mêmes moyens.)

Le 15 novembre. — Les règles sont venues le 8 ; le sang en était d'une très belle couleur, et les douleurs habituelles à cette époque ont été à peine senties ; le col conserve son volume, mais il est ramolli dans tous les points.

Le traitement a été continué, sans modification importante, jusqu'à la fin de décembre, et l'état de la malade s'est amélioré au point qu'elle jouissait à cette dernière époque d'une santé vraiment florissante. Peut-être la très grande prédisposition qu'elle a reçue de sa mère aux affections de l'utérus lui rendra-t-elle un jour sa maladie, mais jusqu'ici il n'y a point eu d'apparence de rechute.

10 novembre 1826.

DEUXIÈME OBSERVATION.

SQUIRRHE DU COL DE LA MATRICE. ULCÈRE CANCÉREUX.

MadameChedlet (Victoire-Adélaïde Vivien), couturière, âgée de trente-deux ans, d'une constitution lymphatique, demeurant depuis trois ans rue des Carmes, à Rouen, à un second étage. Le père de cette dame est mort, dit-elle, d'un cancer dans la poitrine ; et sa mère, qui vit encore, a eu, à l'époque de son retour, des ulcères atoniques aux jambes, pendant deux années consécutives.

Réglée à quatorze ou quinze ans, et mariée à vingt-deux, la dame Chedlet a eu d'abord une fausse couche, et ensuite deux enfants qui se portent très bien. Elle a joui elle-même d'une santé complète jusqu'au mois de mars 1825. A cette époque, elle éprouva des douleurs au col de la matrice, qui l'empêchaient de s'asseoir ; ses règles, qui, depuis un an, retardaient ordinairement de quelques jours à chaque mois, continuèrent d'offrir ce phénomène, sans aggravation. La malade attribue ces premiers accidents à ce qu'elle avait beaucoup dansé dans l'hiver de 1824 à 1825, et à ce qu'étant alors légèrement vêtue, elle s'exposait au froid, même lorsqu'elle avait ses règles ; elle les attribue encore à ce que son mari la blessait ordinairement dans le coït. La malade ayant consulté M. Flaubert, chirurgien en chef de l'Hôtel-Dieu de Rouen, il lui conseilla des injections émollientes et narcotiques ; des demi-lavements de graine de lin, pavot et guimauve ; des demi-bains, simples, chaque jour ; huit sangsues, tous les huit jours, aux grandes lèvres ; enfin de la tisane de saponaire et des pilules d'extrait de saponaire et ciguë. Après deux mois, ces pilules furent remplacées par celles de Belloste : trois mois de ce traitement, suivi avec exactitude, n'ont produit aucun soulagement.

Entrée à l'Hôtel-Dieu de Paris le 16 mai 1825, M. Dupuytren administra à la malade : 1° quatre douches ascendantes (1), à un jour d'intervalle ; 2° deux cautères aux lombes ; 3° deux fois des sangsues, vingt chaque fois, sur le col de l'utérus ; 4° du 16 juin au 2 octobre, à un mois de distance chacune, six cautérisations, dont les trois premières furent faites avec la pierre infernale, et les trois dernières avec le nitrate acide de mercure ; 5° deux bains chaque jour, un grand le matin et un demi le soir ; 6° une boisson émolliente ; 7° enfin, un régime approprié.

(1) Ces douches diffèrent entièrement de celles que j'administre.

La malade sortit de l'Hôtel-Dieu le 16 octobre pour retourner dans sa famille. Ses règles ont cessé de paraître depuis le 10 août; antérieurement à cette époque, et depuis son entrée à l'Hôtel-Dieu, elles s'étaient montrées trois fois, mais le sang qu'elles avaient produit était décomposé, caractère qu'il n'avait point encore présenté jusque là.

Les douleurs n'avaient jamais cessé tout-à-fait : à Rouen, elles reprirent une nouvelle intensité; il fallait un nouveau traitement, et ce fut M. Blanche, chirurgien en chef de l'Hôpital-Général, qui fut chargé de le diriger, et qui reprit à peu près le régime précédemment indiqué par M. Flaubert; seulement, il y joignit plusieurs applications de sangsues sur le col de l'utérus. Ce traitement, observé encore une fois exactement jusqu'au mois de mars 1826, n'a été suivi d'aucune amélioration. Alors la malade ayant appris par madame G..., qui fait le sujet de la quatrième observation, le succès que nous avions obtenu dans le traitement d'une maladie qu'elle pensait être analogue, et dont cette dame avait été atteinte, revint à Paris, et me pria de lui donner des soins. Avant d'aller plus loin, je crois important de transcrire ici le diagnostic porté par les divers médecins qui avaient donné des soins à la malade, lorsqu'elle se remit entre mes mains. M. Flaubert : *relâchement de la matrice, tumeur du corps de cet organe.* M. Dupuytren, à une première inspection : *boursouflement inflammatoire du col de l'utérus;* et quelque temps après, *ulcère cancéreux de cette même partie.* Enfin, M. Blanche de Rouen : *ulcération interne du col de l'utérus.*

Voici ce que j'ai trouvé au 10 mars 1826 : col squirrheux, offrant un diamètre transversal de douze à treize lignes, et antéro-postérieur de dix à onze. La surface en est brillante et la couleur très pâle; il est dur au toucher et point sensible. Rétroversion notable du corps de la matrice; absence complète des règles depuis sept mois; écoulement de flueurs blanches verdâtres; enfin les aines sont le siége de véritables douleurs, à l'endroit où les ligaments larges viennent s'insérer dans l'anneau inguinal ; on rencontre aussi, dans cette même partie, des glandes lymphatiques plus volumineuses que dans l'état naturel.

L'état général de la malade est des plus fâcheux ; la peau est entièrement décolorée, et a pris une teinte paille très prononcée ; l'appétit est nul ; depuis plus de huit mois un dévoiement considérable persiste ; les jambes, tous les soirs, sont enflées, au point de réduire la malade à une impossibilité de marcher d'autant plus complète, que des palpitations habituelles augmentent au moindre mouvement jusqu'à l'empêcher de respirer.

Tel est le tableau fidèle du déplorable état où cette malheureuse femme était tombée lorsqu'elle se confia à mes soins.

Le 17 mars. — (Eau de riz, légère, pour boisson ; une cuillerée à bouche, matin et soir, de sirop antiscorbutique et de quina, mêlés à doses égales. Douche d'eau de guimauve, tous les matins, sur le col de l'utérus ; deux bains généraux, d'une heure, par semaine ; exercice proportionné aux forces ; nourriture légère, chocolat.)

Le 25 mars. — La malade ressent, après la douche, plusieurs instants de calme dans tout l'appareil utérin, ce qui lui cause un bien inexprimable. Du reste, tous les accidents persistent. (Même traitement, excepté que la douche d'eau de guimauve est remplacée par une douche légèrement sulfureuse.)

Le 5 avril. — La malade a un peu plus de force, l'appétit commence à renaître ; même état du reste. (Même traitement.)

Le 15 avril. — (Deux gros de racine de ratanhia dans une pinte d'eau de riz ; continuation des douches sans interruption.)

Le 25. — Après avoir pris pendant deux jours de la tisane de ratanhia, le dévoiement a cessé pour ne plus reparaître. Maintenant l'appétit se prononce d'une manière extraordinaire ; les forces reviennent sensiblement ; les douleurs laissent des intervalles, surtout après la douche ; les jambes enflent un peu moins ; les palpitations sont moins violentes ; les flueurs blanches, dont la malade a été atteinte pendant tout le cours de son traitement, et dont la couleur a souvent varié du blanc au vert, sont aujourd'hui assez abondantes et parfaitement blanches. (Un gros de teinture d'iode, dans une bouteille de sirop antiscorbutique, à prendre une cuillerée à bouche, matin et soir ; continuation des autres remèdes.)

Le 10 mai. — Tous les symptômes disparaissent progressivement. Il y a eu, le 6 et le 7, un écoulement considérable de flueurs blanches tout-à-fait incolorées ; c'était l'époque où la malade avait autrefois ses règles, et cette circonstance me fait espérer qu'à la prochaine ou la seconde époque elles se rétabliront enfin.

Le 20 mai. — La malade a repris beaucoup d'embonpoint ; ses palpitations deviennent si modérées, que maintenant elle peut faire de très longues courses, sans fatigue et presque sans les ressentir (1). Les jambes enflent à peine depuis quelques jours ; la malade sent la douche au moment où elle frappe sur le col de la matrice, ce qui jusque là n'était point arrivé. (Continuation du même traitement ; la douche est portée à un gros et demi de sulfure de potasse, dans dix livres d'eau.)

Le 30 mai. — Je n'avais pas pratiqué le toucher depuis un mois : il m'a donné, aujourd'hui, l'occasion de reconnaître que le col de l'utérus est considérablement ramolli ; la sensibilité s'y est développée à un degré modéré. (Continuation de la dernière prescription.)

______

(1) Il était naturel de penser que les palpitations éprouvées par cette dame étaient l'effet d'une sorte de pléthore sanguine, causée par l'absence des règles ; ces palpitations ont disparu sous l'influence d'un traitement tonique, antiscrophuleux, même avant le retour des règles. J'ai vu la saignée, prodiguée dans un cas analogue, ne produire aucun soulagement.

Le 10 juin. — L'état de la malade est tout-à-fait satisfaisant ; cependant les règles, que nous avions lieu d'attendre le 6, ont encore été remplacées par un écoulement blanc qui a duré trois jours. (Même traitement.)

Le 30 juin. — Des douleurs assez vives se sont fait ressentir dans tout l'appareil utérin ; les jambes sont enflées, le soir, depuis deux jours ; la malade se plaint d'étourdissements : je suspends tout traitement, persuadé que cet appareil de symptômes annonçait une crise menstruelle ; et en effet, le 6 juillet, les règles ont commencé à couler, et ont continué trois jours. La durée et la nature de l'écoulement étaient exactement les mêmes qu'à l'époque où madame Chedlet jouissait d'une santé parfaite.

Le 20 juillet. — Quoique je considère désormais la malade comme étant en convalescence, je me suis décidé à reprendre le traitement, parceque le col de l'utérus, quoique mou, offre encore un volume trop considérable ; et aussi, parcequ'elle ressent encore quelques douleurs dans les lombes et aux aines.

Le 10 août. — J'ai permis à la malade d'aller passer quelque temps dans sa famille, où elle n'a point éprouvé d'accidents notables.

J'ai repris son traitement le 1er septembre, jusqu'au 1er novembre, époque à laquelle sa guérison m'a paru complète et définitive.

TROISIÈME OBSERVATION.

ULCÉRATIONS SUPERFICIELLES ET ENGORGEMENT.
INFLAMMATION DU COL DE L'UTÉRUS.

Madame Antoine, rue Montmartre, n° 75, âgée de cinquante-deux ans, tempérament nerveux sanguin.

Cette dame est née de parents très sains, morts dans un âge fort avancé, sans avoir éprouvé de maladies organiques. Elle fut réglée à l'âge de douze ans, sans aucun de ces orages si fréquents, à cette époque de la vie, chez les femmes, et se maria à dix-sept ans. Depuis lors, jusqu'à l'âge de trente-sept ans, où elle devint veuve, elle mit au monde et allaita sept enfants, tous forts et bien portants. Restée avec peu de fortune et une nombreuse famille, elle éprouva de profonds chagrins, qui commencèrent à altérer sa constitution, et au sevrage de son dernier enfant elle eut une fièvre de mauvais caractère qui dura sept mois.

A quarante-neuf ans, elle commença à éprouver dans le bas-ventre un sentiment de pesanteur incommode, et dans les reins, les aines, les genoux, des douleurs qui, sans être continuelles, ne laissèrent pas de l'inquiéter vivement. Le flux menstruel continua cependant assez régulièrement jusqu'au mois de mai 1825; alors il s'arrêta, et ne reparut qu'au mois de juillet suivant, sous la forme d'une hémorrhagie qui dura de vingt-cinq à trente jours. Tous les accidents qui accompagnent les ulcères à la matrice étaient alors au plus haut degré, et la malade, désespérant d'obtenir chez elle une guérison, déjà si problématique, entra à l'Hôtel-Dieu, où M. le professeur Dupuytren la soumit au traitement suivant :

Le 12 août 1825. — Vingt sangsues sur le col de la matrice.

Le 13. — Deux cautères aux lombes.

Le 2 septembre. — Cautérisation des ulcérations avec le nitrate acide de mercure.

Le 9 septembre. — Nouvelle cautérisation par le même procédé.

La malade éprouva des douleurs assez vives, occasionées ordinairement par ce traitement ; douleurs passagères, surtout lorsqu'elles sont combattues par des bains journaliers, un régime antiphlogistique et le repos absolu ; précautions que M. Dupuytren ne manque jamais de prendre.

Le 10 septembre. — Les règles reparurent, et coulèrent jusqu'au 16. La malade continuait de beaucoup souffrir ; la troisième cautérisation fut différée jusqu'au 3 octobre. Les règles, que l'on n'attendait que le 10, reparurent le 5, et durèrent huit jours. Cette cautérisation, au dire de la malade, fut, comme les précédentes, accompagnée de douleurs très vives : mais je pense qu'il faut faire la part de sa trop grande sensibilité ; car, je le répète, avec les précautions que prend ordinairement M. Dupuytren, ces douleurs ne sont ni très fortes ni de très longue durée.

Le 19 octobre. — Quatrième cautérisation, suivie des mêmes effets que la première ; avec cette différence cependant que l'écoulement leucorrhoïque cessa, et que les règles, qui avaient paru deux jours après la dernière cautérisation, ne reparurent même pas dans le mois de novembre.

Les douleurs ayant considérablement diminué, l'appétit et les forces étant revenus, la malade fut considérée comme guérie. Elle l'était en effet, du moins provisoirement. Elle quitta en conséquence l'Hôtel-Dieu le 10 décembre.

Rentrée chez elle, la malade continua de jouir d'une santé passable jusqu'au commencement de février 1826, époque à laquelle les douleurs reprirent toute leur intensité. Elle en attendait patiemment la fin, lorsque ses règles, qui avaient disparu pendant six mois, étant survenues avec abondance au mois de mai, lui rendirent toutes ses inquiétudes, et la forcèrent à recourir de nouveau à la médecine.

Je la visitai avec le speculum dans le mois de juin, et je trouvai une ulcération superficielle, large d'une ligne et demie environ, à bords frangés, et située à gauche, sur la lèvre supérieure du museau de tanche; la muqueuse du col et du vagin était fortement injectée. Quelques jours après, la malade, à qui j'avais donné connaissance de son état, alla retrouver M. Dupuytren, qui pratiqua sur-le-champ une nouvelle cautérisation, laquelle arrêta les progrès de l'ulcération, et la guérit même au bout de quelques jours. Mais les accidents qui accompagnaient cette ulcération n'en poursuivirent pas moins leur marche : la malade m'étant revenue, je l'ai traitée pendant quatre mois, et j'espère avoir obtenu une guérison aussi complète que durable.

Le 22 juin. — Dix sangsues sur le col de la matrice ; chaque jour une douche d'eau de guimauve tiède et de dix minutes de durée, sur la même partie ; exercice modéré, régime léger.

Le 10 juillet. — Les sangsues ont été suivies d'une hémorrhagie assez abondante, qui a duré près de deux jours. Depuis le 1er juillet, les accidents, et surtout les douleurs, ont considérablement diminué. (Continuation du même régime.)

Le 20 juillet. — Le col reste encore rouge ; deux nouvelles ulcérations se sont établies à la lèvre supérieure du museau de tanche ; les douleurs sont plus fortes depuis hier ; la malade les attribue, avec raison, à l'époque du mois, laquelle était depuis long-temps celle de ses règles. (Dix sangsues sur le col de la matrice ; continuation des autres moyens précédemment indiqués.)

Le 30 juillet.—L'hémorrhagie qui a suivi la seconde

application des sangsues n'a duré que six heures; la malade n'éprouve plus de douleurs, ce qui ne lui était pas arrivé depuis plusieurs années; la muqueuse du col utérin, et celle du fond du vagin, reprennent peu à peu l'aspect rosé qui leur est naturel; les ulcérations ont disparu. (Continuation des bains, des douches, tièdes, d'eau de guimauve et d'un régime approprié.)

Le 20 août.—Le mois qui vient de s'écouler a été pour la malade, dont, au reste, le moral est très faible, un mois de bonheur bien vif, car elle n'a ressenti presque aucune atteinte de sa maladie; mais depuis deux jours, malgré la continuation du traitement, elle éprouve de nouvelles douleurs, dont la cause est attribuée au retour de l'époque menstruelle; ce qui me détermine à l'application de nouvelles sangsues, dont l'effet hémorrhagique est encore moindre qu'à la dernière application. Les douches d'eau de guimauve sont remplacées par d'autres, faites avec une solution de deux gros de sulfate d'alumine, et douze grains d'opium, dans cinq livres d'eau tiède. (Les mêmes précautions hygiéniques continuent d'être mises en usage.

Le 1er septembre.—Les sangsues ont produit leur effet accoutumé, c'est-à-dire qu'après s'être promptement gorgées, leur chute a été suivie d'une hémorrhagie de quelques heures, qui a laissé la matrice dans un état complet de dégorgement et de repos. (Continuation des douches alumineuses opiacées et des autres moyens.)

Le 20 septembre.—L'état complet de guérison où j'ai trouvé la dame Antoine depuis un mois, état qui persévère malgré le voisinage de l'époque menstruelle, me détermine à tenter de franchir cette époque sans avoir recours aux sangsues; et même, afin de mieux apprécier la solidité de la guérison et l'influence réelle du traitement, je le suspends en grande partie, les douches n'étant plus administrées que tous les deux ou trois jours.

Le 10 octobre.—Il est vrai de dire que les vingt jours qui viennent de s'écouler n'ont pas été aussi bons que l'avaient été les deux derniers mois. La malade a souffert plus qu'elle n'était habituée à le faire en dernier lieu ; mais il ne s'est formé aucune nouvelle ulcération, et tous les phénomènes, vers la matrice, se sont bornés à une rougeur et un gonflement médiocres de la muqueuse et du col. (Saignée au bras d'une palette et demie ; et le 12 octobre, huit sangsues au col de l'utérus ; retour à l'usage journalier des douches alumineuses opiacées.)

Dès le 15 octobre, tous les accidents avaient disparu, et il n'y a pas de doute que, s'il s'en présente de nouveaux, ce ne pourra être qu'une répétition de ceux que je viens de signaler à l'occasion de la dernière époque menstruelle ; accidents desquels on se rendra toujours maître, avec la plus grande facilité, par les mêmes moyens. Je discontinue donc toute espèce de traitement le 30 octobre, et rien depuis lors n'est venu altérer le pronostic que j'avais porté.

QUATRIÈME OBSERVATION.

ENGORGEMENT CHRONIQUE DU COL DE L'UTÉRUS, AVEC ULCÉRATIONS SUPERFICIELLES.

La dame qui fait le sujet de cette observation, et que je désignerai par l'initiale G..., est âgée de vingt-deux ans ; elle a une constitution bilioso-nerveuse : sa mère est morte, jeune encore, de phthisie pulmonaire, et sa sœur aînée vient de mourir de la même manière. Son enfance et sa première jeunesse furent assaillies par des maladies assez graves. Réglée à quatorze ans, elle contracta, dès lors, la fâcheuse habitude de voir ses règles reparaître à des époques insolites, par le seul effet d'une émotion vive. Mariée à dix-huit ans et demi, elle ne jouit pas longtemps du bonheur que procure ce lien lorsqu'il est assorti :

27

à peine quelques mois s'étaient-ils écoulés, que des pertes de sang se manifestèrent, avec des douleurs dans les reins, les aines et le bas-ventre, alternant parfois avec un gonflement extraordinaire de cette dernière cavité et l'enflure des jambes.

Madame G... consulta les médecins les plus distingués de Rouen et de Paris. Il serait trop long de rapporter ici la diversité de leurs opinions sur la nature de cette maladie, et des moyens qu'ils indiquèrent pour la combattre ; je dirai seulement que le speculum fut introduit, pour la première fois, au mois de juin 1825, par M. Marjolin, qui la détermina positivement, et fixa par là même le véritable état de la question. Depuis lors, MM. Dupuytren et Récamier ont aussi visité la malade, et reconnu la vérité du diagnostic de M. Marjolin que je transcris ici en entier : *Le col de l'utérus est plus volumineux, plus mou, plus sensible que dans l'état naturel ;* et, plus tard, M. Marjolin ajouta, *Deux ulcérations superficielles existent sur les bords de l'orifice du museau de tanche.*

Depuis lors, j'ai vu la malade au moins une fois chaque jour ; j'ai observé sa maladie avec le plus grand soin, et je vais en rendre compte avec beaucoup de détails, afin de mettre le lecteur en état de juger cette importante observation, et de pouvoir apprécier l'efficacité des divers traitements qui ont été mis en usage.

Le 15 juin 1825.— (Saignée au bras de deux palettes ; bain d'une heure et demie chaque jour ; cataplasme sur le bas-ventre et sur la région du foie ; demi-lavement émollient ; injections faites avec une décoction de laitue, guimauve et son ; eau de groseilles pour boisson ; nourriture légère, composée de légumes cuits, tels que la laitue, les épinards, le pourpier ; viandes blanches ; abstinence du vin, du café, etc. ; repos au lit.)

Le 20 juin.—La malade boit abondamment ; son pouls bat ordinairement à quatre-vingt-dix pulsations ; sommeil plus ou moins agité, et presque toujours de courte durée ;

elle se plaint d'une douleur vive dans le côté droit : cette singulière douleur, pour laquelle M. Marjolin avait conseillé des cataplasmes appliqués sur la région du foie, a son siége, tantôt profondément situé, et alors le foie, le diaphragme et la base du poumon paraissent pris ; d'autres fois ce sont les muscles intercostaux, ou le sein et les glandes de l'aisselle, ainsi que les vaisseaux lymphatiques environnants, qui deviennent plus ou moins gonflés et douloureux. Cette maladie ne paraît avoir aucun rapport d'existence ni d'intensité avec celle de l'utérus. (Continuation du même régime, deux cautères au niveau de la troisième vertèbre lombaire.)

Le 25. — Madame G..., dont la constitution est éminemment nerveuse, se plaint extrêmement des cautères, dont la douleur lui a ravi le peu de sommeil qu'elle goûtait. L'état du col de l'utérus, les hémorrhagies, les douleurs des aines et des lombes, et celles du côté, ne présentent aucune amélioration. (Continuation des mêmes moyens.)

Le 30. — La malade, qui, comme je l'ai dit, est très nerveuse, ne peut plus tenir au régime. Elle quitte son lit, sa chambre ; elle fait, plusieurs jours de suite, de longues courses à pied, en voiture, et va au spectacle : des hémorrhagies plus fortes en sont le résultat. (Continuation du même traitement. Le soir, au moment du sommeil, lavement d'un demi-grain d'acétate de morphine, dissous dans quatre onces d'eau.)

Le 5 juillet. — La malade a mieux dormi depuis qu'elle fait usage de l'acétate de morphine ; néanmoins, tous les autres accidents persistent au même degré ; et comme le séjour de la chambre lui est devenu insupportable, elle en sort tous les jours, mais avec une extrême difficulté : elle est pliée en deux, et tient d'une main son côté douloureux. (Continuation du même régime ; quatre sangsues tous les trois jours au col de l'utérus.)

Le 10 juillet. — Les sangsues (1) ont peu soulagé la

(1) Il est quelquefois difficile de faire prendre les sangsues sur le col

malade, et leur application a toujours été suivie, plus ou moins prochainement, d'une hémorrhagie dont la force et la durée étaient variables. (Continuation du même traitement.)

Le 20 juillet. — La malade a d'elle-même supprimé ses deux cautères. MM. Dupuytren et Marjolin conseillent de toucher les ulcérations avec la pierre infernale. La première cautérisation a lieu le 24 juillet, elle est suivie de quatre autres, à quatre ou cinq jours de distance chacune. La malade est mise au bain après chaque application du caustique. (Continuation des autres moyens, moins les sangsues.)

Le 15 août. — Chaque cautérisation a produit à la malade une douleur profonde et assez forte, qui s'est prolongée de trois à douze heures, pour disparaître ensuite complètement. Deux, trois ou quatre jours après l'opération, on aperçoit, s'écoulant dans les flueurs blanches ou dans le sang que rend la malade (car souvent les cautérisations sont suivies d'hémorrhagies), des pellicules blanchâtres, qui ne sont autre chose que de légères eschares produites par l'application du caustique. Ce moyen, que MM. Dupuytren et Marjolin ont employé souvent avec succès, n'a produit aucune amélioration sensible sur la

---

de l'utérus ; voici un moyen fort simple, et qui m'a toujours réussi : on introduit un speculum de telle dimension qu'il embrasse exactement le col de l'utérus ; on donne une douche légère d'eau tiède, qui enlève les flueurs blanches dont cet organe est ordinairement baigné; après quoi, l'on introduit dans le speculum le nombre de sangsues qu'on désire appliquer, et l'on ferme l'orifice de l'instrument externe avec un tampon de linge. Les sangsues prennent rapidement, et, ce qui n'arrive pas ordinairement sur les autres parties du corps, elles se gorgent de sang en quelques minutes, et deviennent très volumineuses; ce qui fait que, dans un speculum de moyenne grandeur, on ne doit en appliquer que dix ou douze en une seule fois ; autrement elles se gêneraient réciproquement, et tomberaient avant d'être gorgées. Si l'on ne prend pas la précaution de nettoyer le col de l'utérus, au moyen de la douche, on fait souvent, pendant plusieurs heures, des efforts inutiles et très fatigants pour la malade, même pour appliquer les meilleures sangsues.

malade. Les pertes sont aussi fréquentes ; les douleurs des aines et des lombes aussi vives qu'avant son emploi. Les ulcérations se montrent, comme auparavant, sous l'aspect de deux taches d'un rouge vif (1).

Le 1ᵉʳ septembre. — La malade vient de faire un voyage dans sa famille ; mais la gravité de sa position l'a forcée à revenir à Paris. Encouragée par plusieurs succès précédemment obtenus dans des cas analogues, et surtout par le conseil, trop flatteur pour moi, que M. Marjolin donna à la malade de s'abandonner entièrement à mes soins, je tentai le traitement par les douches, lequel aurait été suivi de la guérison complète, comme on pourra le voir, si une conjoncture malheureuse n'était venue le suspendre avant qu'il fût tout-à-fait terminé.

Le 5 septembre. — J'ordonnai à madame G... de continuer le régime qui lui avait été prescrit à son arrivée à Paris, sauf l'exercice modéré que je lui permis de prendre, au lieu du repos absolu, ce qui était tout-à-fait dans ses goûts. J'appliquai douze sangsues au col de l'utérus, et le lendemain je commençai l'usage de la douche émolliente et tiède.

Le 10. — Douleurs moins vives dans l'hypogastre ; même état du reste. (Même traitement.)

Le 15. — Les forces reviennent, l'espoir renaît ; les pertes ont sensiblement diminué, l'exercice est moins fatigant, et la malade se sent mieux pendant qu'elle marche. (Même traitement ; abaissement progressif de la température de la douche jusqu'à douze degrés environ.)

Le 20. — L'amélioration se soutient ; le col de l'utérus

(1) M. le professeur Récamier considère ces taches, non comme des ulcérations, mais comme des points vivement enflammés de la muqueuse, analogues à ceux que l'on rencontre sur diverses autres membranes muqueuses. Cette diversité d'opinion tient à ce que l'examen a été fait à différentes époques, et me paraît né devoir en apporter aucune dans le traitement ; car, si ces points rouges ne sont pas encore des ulcérations, il est certain que c'est là où elles vont s'établir, que c'est là leur lieu d'élection.

est moins gonflé, les taches rouges disparaissent sensiblement ; enfin , les hémorrhagies diminuent. (Douche tiède, composée de dix livres de décoction d'espèces narcotiques, avec addition de douze grains de sulfure de potasse.)

Le 25.—Depuis huit jours il n'y a point eu d'hémorrhagie ; le mieux va croissant sous tous les rapports. (Continuation de la douche , dont la température est progressivement abaissée; eau de Sedlitz , à huit gros, une bouteille tous les deux jours.)

Le 3o. —La malade a été médiocrement purgée par l'eau de Sedlitz, qui, du reste, ne la fatigue nullement. Il y a treize jours qu'il n'y a eu d'hémorrhagie, mais le museau de tanche, dont les ulcérations ont complètement disparu , est plus volumineux que de coutume ; une hémorrhagie me paraît imminente, d'autant plus que l'époque habituelle des règles est arrivée. (J'ordonne en conséquence douze sangsues au col de l'utérus , et la continuation des autres moyens.)

Le 5 octobre. — L'application des sangsues a été suivie d'une hémorrhagie qui a produit environ trois palettes d'un sang rouge , lequel s'est promptement coagulé ; au bout de sept heures cette hémorrhagie s'est arrêtée pour ne reparaître que sept jours après. (Continuation du même traitement ; douche à trente degrés , composée de deux gros de sulfate d'alumine et de douze grains d'extrait d'opium , dans six livres d'eau.)

Le 10. — L'état de la malade est des plus satisfaisants ; c'est moins de ses douleurs et de sa maladie dont elle se plaint maintenant, que des soins que nécessite son traitement , lequel est cependant continué avec persévérance et régularité.

Le 17.—Le col de l'utérus offre, par l'augmentation de son volume et sa couleur plus rouge, un aspect hémorrhagique, comme à la fin du mois dernier ; ce qui me détermine à y appliquer douze sangsues, lesquelles produisent une hémorrhagie moins longue et moins abondante que les précédentes. (Les douches sont administrées presque à la température ordinaire.)

Le 20. — La malade éprouve depuis quelque temps des flueurs blanches assez abondantes, mais qui viennent presque toutes du vagin, et peuvent être attribuées à la fréquente introduction du speculum. Une chose digne de remarque, c'est que, depuis plus de quinze jours, l'utérus en fournit à peine, et que celles-ci sont parfaitement limpides. (Le même traitement est continué.)

Le 25. — Madame G... est rappelée dans sa famille par la maladie d'une de ses sœurs qui est dans un état désespérant. Avant son départ, MM. Dupuytren et Marjolin, qui avaient d'abord donné des soins si utiles à la malade, l'ont revue, et lui ont annoncé que le col de la matrice, siége principal de la maladie, était revenu complètement à son état naturel.

Le 30. — État toujours très satisfaisant. Le départ de madame G..., dont l'esprit est fort tourmenté, est définitivement arrêté; mais une fièvre vive s'empare d'elle, et cette fièvre, qu'elle croyait destinée à reproduire sa maladie tout entière, est suivie d'une éruption varicelleuse, qui s'est terminée naturellement, et ne l'a pas empêchée de se rendre dans sa famille le 6 de novembre; elle continue d'y jouir d'une assez bonne santé.

J'ai toujours regretté que la maladie de la sœur de madame G..., et les inquiétudes qu'elle en éprouvait, aient contrarié les derniers moments de son traitement, et l'aient abrégé; je reste convaincu que, s'il eût été continué un mois de plus, sa guérison eût été parfaite.

Le 27 janvier 1826, j'ai revu madame G... à Rouen : il y avait près de quatre mois qu'elle avait cessé tout traitement, et cependant le col de l'utérus était dans un état complet de guérison. M. le docteur Glinel était présent à l'examen. Les règles ont acquis une régularité qu'elles n'avaient jamais eue.

CINQUIÈME OBSERVATION.

ENGORGEMENT INFLAMMATOIRE DU COL DE L'UTÉRUS, AC-
COMPAGNÉ DE PERTES CONSIDÉRABLES ET TRÈS FRÉ-
QUENTES.

Madame de B., âgée de trente-deux ans, d'une constitution sanguine, ayant joui toute sa vie d'une santé
parfaite, et ayant mis au monde six enfants, tous très
bien portants, fut attaquée, dans le courant de l'année 1822, de quelques irrégularités dans la menstruation :
de temps en temps elle ressentait une douleur sourde et
gravative dans l'hypogastre. Vers la même époque, elle
fut atteinte de flueurs blanches abondantes, incommodité
dont elle avait été préservée jusque là par l'excellence de
sa constitution et le régime sévère qu'elle suivait. Cette
dame ne prit d'abord aucune précaution contre cette in-
firmité, et bien qu'elle en conçût de vives inquiétudes,
elle ne consulta personne.

Au commencement de 1825, les accidents ayant pris un
caractère de gravité vraiment alarmant, elle eut enfin recours au médecin. Je trouvai le col de l'utérus au moins
deux fois aussi volumineux que dans l'état naturel ; il était
très sensible au toucher, et un peu plus mou que dans l'état
normal ; l'hypogastre, les reins, les aines, étaient le siége
de douleurs continuelles, qui rendaient le marcher impossible, ou tellement difficile, que la malade ne pouvait
avancer sans être pliée en deux. Elle n'était jamais plus
de quatre jours sans éprouver des hémorrhagies plus ou
moins abondantes ; de sorte que, pour me servir de son
expression, elle était dans le sang au moins vingt jours sur
trente, et pendant les dix autres jours, un écoulement
très abondant de flueurs blanches avait lieu. Examinées au

speculum, les lèvres du museau de tanche étaient brillantes et fortement injectées; on eût dit que la membrane muqueuse qui les recouvre était prête à se rompre; une matière visqueuse, blanche, épaisse et quelquefois tenace, s'échappait par son orifice: cette matière, que l'on rencontre dans presque tous les cas analogues, et que j'ai soumise à l'analyse, est, en général, d'autant plus limpide et fluide que la maladie est moins grave. Du reste cette affection n'avait point encore sensiblement dérangé l'harmonie des autres fonctions chez cette dame, et l'aspect de ses traits et de son embonpoint annonçait la santé lorsqu'elle ne souffrait point. Le pouls battait ordinairement à quatre-vingts pulsations.

Le 10 janvier. — (Saignée au bras, de deux palettes; repos au lit; diète aux potages lactés; tisane de racine de grande consoude; injections émollientes; lavements adoucissants, avec la graine de lin et la tête de pavot; bains généraux émollients, à vingt-sept degrés, et d'une heure; cataplasme sur le bas-ventre.)

Le 15. — (Nouvelle saignée, de deux palettes; trente sangsues à l'hypogastre; même traitement du reste.)

Le 20. — Les dix jours de traitement qui viennent de s'écouler ont produit une diminution marquée dans les douleurs; les pertes ont été un peu moins abondantes, le sommeil plus tranquille; le pouls ne bat plus qu'à soixante-seize pulsations par minute. (Continuation des mêmes moyens, la saignée exceptée.)

Le 25. — L'état de la malade est stationnaire : ayant essayé de se lever quelques instants, elle a éprouvé une fatigue considérable dans les aines et les reins, et une nouvelle perte très abondante est venue, pendant deux jours, renouveler toutes ses inquiétudes. (Vingt sangsues à l'hypogastre; continuation des autres moyens.)

Le 30. — La malade est assez bien; cependant elle porte sur son avenir le plus fâcheux pronostic. (Même traitement, nouvelle saignée d'une palette.)

Le 5 février. —Tout bien considéré, l'état de la malade est le même qu'il y a quinze jours ; l'examen au speculum montre cependant le col moins rouge et un peu moins volumineux. (Douze sangsues sur le col de l'utérus , continuation des autres moyens.)

Le 10 février.—Les sangsues ont produit une sorte d'hémorrhagie , mais qui n'a duré que cinq heures ; depuis lors la malade a été assez tranquille et n'a point eu de nouvelles pertes. (Continuation du repos et des moyens antiphlogistiques.)

Le 15.—L'hémorrhagie a reparu le 11 , et a duré deux jours ; la malade commence à se fatiguer du traitement, qui , à son avis, n'a fait que l'affaiblir ; cependant je la détermine à le suivre un mois encore, après quoi elle est bien résolue de s'abandonner aux seules forces de la nature. (Même traitement.)

Le 20.—Même état. (Douze sangsues sont, de nouveau, appliquées au col de l'utérus.) La malade suit son régime avec beaucoup d'exactitude.

Le 25. —Les sangsues ont, comme les précédentes , et comme cela a lieu ordinairement dans les cas analogues , produit une hémorrhagie de quatre à cinq heures ; mais, depuis leur application , la malade n'a pas perdu de sang ; le pouls est maintenant à peu près apyrétique, excepté lorsque les douleurs de reins existent , et que les hémorrhagies vont avoir lieu. Pour en prévenir le retour , je conseille une saignée au bras, d'une palette, laquelle est pratiquée immédiatement.

Le 1er mars. — Peu d'heures après la saignée , une hémorrhagie abondante a eu lieu ; cette hémorrhagie dure encore : ce phénomène singulier se reproduit souvent dans ces sortes de maladies. Je ne sache pas qu'on en ait donné encore aucune explication satisfaisante ; quant à moi, il m'a souvent rendu très sobre dans l'emploi de la saignée. (Continuation du régime antiphlogistique.)

Le 5. — Depuis quatre jours la malade n'a point eu

d'hémorrhagie, et les douleurs qu'elle éprouve dans les reins et les aines sont modérées; cependant son découragement est manifeste, et ce n'est pas sans peine que je lui persuade de patienter quelques jours encore, l'assurant qu'elle touche enfin au terme de ses maux.

Avant d'aller plus loin, qu'il me soit permis de placer ici quelques observations.

Une doctrine brillante de lumière, et d'une spécieuse évidence pour tous ceux qui ont pris en médecine d'autres guides que la sévère observation ; une doctrine qui ne craint pas d'accuser d'erreur ou d'ignorance quiconque s'écarte de l'étroit sentier qu'elle a tracé ; cette doctrine, dis-je, qui toujours proclame des succès et n'avoue jamais de défaites, admettra que, jusqu'ici, tout, dans cette observation, est conforme à ses préceptes, que rien ne s'en écarte, et qu'il ne me reste qu'à ajouter des révulsifs et prendre patience, pour que ce soit absolument la faute du mal s'il ne se guérit point. Mais on verra par la suite que dix années de patience et les révulsifs les plus énergiques n'ont pas suffi pour opérer ce miracle; conséquemment, ou l'infaillible doctrine se trouve en défaut, ou les observations que renferme ce Mémoire sont fausses et mensongères, car ce n'est pas ainsi que les maladies dont l'histoire y est rapportée ont été guéries, du moins dans la plupart des cas.

J'ajouterai que les principes pathologiques de cette doctrine me semblent quelquefois vrais, et même que, dans la majorité des cas, il n'y a pas d'inconvénient à les admettre; qu'ils remplacent avec avantage les idées des anciens sur la nature de certaines maladies, indépendamment de celles dont l'auteur de cette doctrine a, le premier, tracé ou complété l'histoire.

Mais, quant à ses principes thérapeutiques, aux explications physiologiques qui accompagnent l'action des médicaments, je ne balance pas à dire que je les crois, pour la plupart, éloignés, très éloignés de la vérité, et que cette doctrine peut-être fait plus de mal, en remettant en question des vérités consacrées par le temps et l'observation, qu'elle n'a jamais fait de bien, en simplifiant les théories pathologiques de l'ancienne médecine.

Après ces considérations, que j'ai crues nécessaires pour justifier ma conduite auprès des partisans trop exclusifs de la médecine physiologique, je reprends la suite de mon observation.

Nous sommes arrivés à la fin du deuxième mois de traitement : il y a un peu de mieux dans l'état du col de la matrice, mais la malade est très affaiblie, découragée, et si elle tente de reprendre un peu d'exercice ou d'aliments, tous les accidents se reproduisent avec une intensité désespérante. Je conseillai alors à madame de B.... : 1° des douches émollientes sur le col de l'utérus même ; 2° de prendre un exercice modéré ; 3° de se nourrir de laitages et de légumes ; 4° de prendre, tous les deux jours, une bouteille d'eau de Sedlitz, à huit gros ; 5° enfin, de cesser tous les autres moyens, excepté la tisane de grande consoude.

Le 15 mars. — La malade m'annonce, avec une extrême surprise, que, bien qu'elle marche plusieurs fois chaque jour, ses hémorrhagies sont moins abondantes, et ses douleurs moins vives ; son esprit est plus tranquille, son sommeil plus long et moins agité ; l'espoir de guérir renaît chez elle. (Continuation des mêmes moyens.)

Le 20. — L'eau de Sedlitz produit maintenant fort peu d'effet ; l'appétit est des plus prononcés, les forces reviennent ; six jours se sont écoulés sans hémorrhagie. (Continuation des mêmes moyens. La température de la douche est graduellement abaissée chaque jour, jusqu'à ce qu'enfin elle soit administrée à la température ordinaire.)

Le 25. — Le mieux va croissant. (Continuation des mêmes moyens.)

Le 30. — La malade a été huit jours sans hémorrhagie. (Douche tiède, une fois par jour, avec une solution de deux gros de sulfate d'alumine et de douze grains d'extrait d'opium, dans dix livres d'eau.)

Le 5 avril. — Il n'y a point eu d'hémorrhagie ; les douleurs deviennent chaque jour plus rares et moins intenses ; les forces reviennent, et la malade peut faire quelques promenades sans inconvénient. (Continuation du même traitement.)

Le 10. — Le col de l'utérus est presque revenu à son volume, sa consistance et sa couleur naturels ; le toucher n'y développe plus de douleur ; enfin tout annonce une guérison très prochaine.

Le 19. — La malade est prise d'une perte de sang qui lui cause d'abord une grande frayeur ; mais l'aspect de ce sang, la quantité modérée qui s'en écoule, l'absence des douleurs, me portent à considérer cette hémorrhagie comme étant un flux menstruel ; et je me contente de suspendre toute espèce de médication, pour en observer la marche. Au bout de quatre jours elle s'est arrêtée naturellement ; et depuis ce moment la santé de cette dame s'est consolidée chaque jour. Ses règles viennent tous les vingt-cinq jours, à peu près, et se passent absolument comme avant sa maladie.

SIXIÈME OBSERVATION.

DEUX ULCÉRATIONS SUPERFICIELLES SUR LES LÈVRES DU MUSEAU DE TANCHE, GONFLEMENT DU COL DE LA MATRICE, CHUTE INCOMPLÈTE DE CE VISCÈRE.

Madame Pichard (Victoire), âgée de quarante-cinq ans, couturière, demeurant faubourg Saint-Denis, n° 5o.

La mère de cette dame était atteinte d'une affection cancéreuse de la matrice lorsqu'elle mourut, à l'âge de cinquante-neuf ans, ce qui a toujours influé d'une manière fâcheuse sur la santé de sa fille, laquelle, jusqu'à ce jour, s'est crue destinée à mourir aussi misérablement que sa mère.

Réglée à dix-huit ans, à quarante-quatre elle a cessé de l'être, par une vive frayeur qu'elle eut au moment de ses dernières époques. Pendant cette période de vingt-six ans que dura la menstruation, elle n'est devenue mère que d'un enfant, qui mourut de convulsions en bas-âge. A vingt ans elle commença à ressentir dans le bas-ventre une douleur sourde et gravative, qui retentissait dans les aines et les lombes. Elle attribua ces douleurs à la disproportion existant entre elle et son mari, qui la blessait ordinairement dans le coït. Depuis ce temps elle a continué à souffrir, au point quelquefois de ne pouvoir marcher. Ayant souvent consulté des médecins, la cause de ses souffrances fut toujours diversement interprétée ; aussi les remèdes qu'on lui administra, parmi lesquels le mercure figure en première ligne, ne lui procurèrent-ils aucun soulagement.

Depuis la cessation de ses menstrues, madame Pichard ayant vu son état empirer très notablement, eut encore recours à la médecine, et me consulta le 15 mars 1826.

Je trouvai, par le toucher, 1º une chute incomplète de la matrice ; 2º un gonflement peu considérable du col, lequel était fort sensible ; 3º et, au moyen du speculum, deux ulcérations superficielles, qui fournissaient, ainsi que l'orifice du museau de tanche, un écoulement jaunâtre.

Madame Pichard avait considérablement maigri, et cependant ses fonctions étaient encore, pour la plupart, dans un état rassurant.

Je jugeai l'état de cette malade peu grave, l'absence des hémorrhagies dans ces sortes d'affections, lorsque la cautérisation n'a point été employée, et que le col n'est point squirrheux, étant un signe certain que la matrice ne participe en rien à l'état du col, qui lui-même n'est affecté que superficiellement.

Je lui ordonnai, 1º des douches tièdes d'eau de guimauve,

pendant dix minutes chaque jour ; 2° un bain tous les deux jours ; 3° un exercice modéré ; 4° un régime doux et approprié.

Le 25 mars, j'ai administré à la malade huit douches d'eau de guimauve, lesquelles, pour me servir de ses expressions, ont adouci considérablement son mal. En effet, les ulcérations commencent à disparaître, le col est moins gonflé, et l'écoulement leucorrhoïque est moins considérable. Je remplace l'eau de guimauve de la douche par une dissolution d'une once d'alumine et un gros d'opium brut, dans six livres d'eau ; et après quinze jours de leur emploi, il ne restait à la malade aucune trace de son affection au col de la matrice. Je lui annonçai toutefois qu'elle continuerait d'éprouver des tiraillements, et même des douleurs dans la région de la matrice, aux aines et aux lombes, jusqu'au moment où on pourrait remédier au prolapsus utérin, au moyen du pessaire. Après six semaines de repos, j'ai tenté de placer un pessaire, que j'avais fait préparer exprès ; mais la malade, qui est extrêmement nerveuse, n'a pu l'endurer que peu de jours. J'ai renoncé à l'espoir de soutenir la matrice, et je me suis contenté d'avertir la malade de la cause peu inquiétante des souffrances qu'elle éprouve.

Je l'ai revue le 15 août : le col est toujours dans un état de santé complète ; il n'y a pas eu de flueurs blanches depuis le traitement.

SEPTIÈME OBSERVATION.

INFLAMMATION DU COL DE LA MATRICE, AVEC GONFLEMENT
ET DÉCHIRURE DE CETTE PARTIE.

Madame François Planque, demeurant rue du Marché-
Saint-Honoré, n° 12. Cette dame, âgée de vingt et un
ans, a un tempérament sanguin, et s'occupe ordinairement
de travaux à l'aiguille.

Son père est mort de phthisie pulmonaire.

Réglée à douze ans et demi, et mariée à dix-neuf, elle a
joui d'une bonne santé jusqu'à ses premières couches, qui
eurent lieu le 25 juin 1825, et dans lesquelles elle fut assistée par une sage-femme. L'accouchement fut laborieux,
et il s'ensuivit une perte, qui se prolongea pendant un
mois, et s'accompagnait de douleurs vives, dans le ventre,
les aines et les lombes. La sage-femme, consultée, administra des injections avec l'infusion de roses rouges dans
du vin, des bains, des demi-bains, des lavements émollients narcotiques. La perte s'arrêta, mais les règles, au
lieu de reparaître au bout de six semaines, comme cela a
lieu ordinairement, restèrent sans couler, à la suite de
cette médication imprudente, et tous les autres accidents
s'aggravèrent. La malade, fort inquiète sur son avenir, me
consulta le 1er novembre 1825. Je trouvai l'état général
de sa santé détérioré; elle marchait avec beaucoup de
difficulté, et ne pouvait rester debout un seul instant. Le
bas-ventre, les aines et les lombes étaient le siége de douleurs continuelles; des flueurs blanches, verdâtres, s'écou-
laient du vagin; en pratiquant le toucher, je trouvai le
col de l'utérus très développé, assez dur, quoiqu'il le fût
moins que dans l'état naturel; douloureux vers la réu-
nion de la lèvre postérieure avec la lèvre antérieure du

museau de tanche, à gauche; une solution de continuité occasionait de vives douleurs lorsque le doigt en approchait. Vu au speculum, le col paraissait plus rouge que dans l'état naturel, et la surface de la solution de continuité dont j'ai parlé plus haut était le siége d'une exhalaison purulente manifeste. La forme de cette plaie, sa situation, sa profondeur, sa direction perpendiculaire à celle des fibres circulaires du col, dénotaient son origine : c'était une déchirure du bord du col, occasionée, lors de l'accouchement, par le passage de la tête de l'enfant.

Le 1er novembre.—J'ordonnai à la malade, 1° de se tenir en repos le plus possible; 2° de prendre un bain général, tous les deux jours, à vingt-huit degrés; 3° l'application de douze sangsues sur le col de l'utérus; 4° une douche, chaque jour, de dix minutes, sur la même partie, avec l'eau de guimauve tiède; 5° un régime léger, une boisson rafraîchissante.

Le 5 novembre.—Les sangsues ont occasioné une espèce d'hémorrhagie qui a duré douze heures; le pouls, qui était légèrement fébrile, a perdu cette qualité; les douleurs ont diminué; l'état du col est le même. (Continuation des mêmes moyens, moins les sangsues.)

Le 10 novembre.— Le col de l'utérus diminue de volume; la plaie prend un meilleur aspect; les flueurs blanches sont moins abondantes, et surtout beaucoup moins foncées qu'elles ne l'étaient; la malade se sent beaucoup mieux. (Douche d'eau de guimauve à vingt degrés; même traitement du reste.)

Le 15. — L'ulcération marche à sa cicatrisation. (Exercice modéré, continuation des autres moyens; douche d'eau de guimauve froide.)

Le 20.—Le col reste encore assez volumineux; les forces reviennent; les douleurs sont très modérées, et diminuent de jour en jour. (Douche de dix minutes, composée d'une solution de trois gros de sulfate d'alumine et de vingt grains d'opium brut, dans dix livres d'eau à la température de vingt-cinq degrés ; régime un peu plus substantiel.)

Le 3o.—Le col de l'utérus a repris la plupart de ses caractères ; la surface de l'ulcère paraît cicatrisée. Cependant la malade éprouve depuis deux jours, dans les lombes, des douleurs qu'elle avait cessé d'y ressentir ; je les attribue à une prochaine éruption de ses règles, et je suspends en conséquence toute espèce de traitement. En effet , le 2 décembre, après un écoulement abondant de flueurs blanches, incolorées, les règles se sont établies, et ont coulé modérément pendant trois jours, comme au temps de la meilleure santé de cette dame. Il y avait quatre mois que cet écoulement périodique était supprimé.

Le 10 décembre. — Le traitement par les douches a été repris et continué jusqu'au 25, époque où il a été cessé , la malade étant parfaitement guérie. Depuis lors elle n'a éprouvé aucune rechute, et se porte très bien aujourd'hui.

HUITIÈME OBSERVATION.

GONFLEMENT INFLAMMATOIRE DU COL DE LA MATRICE , SANS ULCÉRATION; PERTES , FLUEURS BLANCHES TRÈS ABONDANTES , ACCOMPAGNÉES D'UN SENTIMENT DOULOUREUX A L'ÉPIGASTRE.

Rose ***, femme de chambre de madame G....., est douée d'une constitution lymphatico-sanguine. Elle a eu plusieurs couches naturelles ; elle est âgée de vingt-six ans.

Au commencement de l'année 1825 la santé de Rose commença à se déranger ; des flueurs blanches très abondantes, lesquelles prirent bientôt une teinte jaune verdâtre, et se compliquèrent d'un sentiment pénible à l'estomac, lui révélèrent le siége de son mal , et dans la crainte de tomber dans le fâcheux état où se trouvait sa maîtresse,

elle consulta de bonne heure. Les médecins ne lui prescri-
virent que des moyens insignifiants, parmi lesquels l'eau
ferrée figure en première ligne. Rose garda son mal, et
suivit sa maîtresse à Paris, où elle me consulta peu de temps
après son arrivée.

L'état des flueurs blanches et la douleur d'estomac n'a-
vaient fait qu'empirer ; les aines et les lombes étaient aussi
devenues le siége de douleurs vives, qui s'augmentaient
par l'exercice, et n'étaient interrompues que par les règles,
lesquelles revenaient chaque mois avec une surabondance
plus ou moins inquiétante.

Au toucher, je trouvai le col au moins deux fois aussi
volumineux, un peu plus mou, plus sensible et plus chaud
que dans l'état naturel.

Au moyen du speculum je vis que la muqueuse du col
était rouge, lisse, luisante ; qu'il n'y avait pas d'ulcération ,
et que la plus grande partie des flueurs blanches venaient
de l'utérus.

Rose, que son état empêchait de suivre un traitement
complet, fut mise cependant à un régime doux ; elle mar-
cha moins , prit un bain tiède tous les deux jours , enfin des
injections émollientes très réitérées.

Rose suivit ce traitement pendant un mois , sans en
éprouver grand soulagement ; aussi, profitant un jour d'une
visite que M. Marjolin faisait à sa maîtresse, elle le consulta ;
mais ce savant professeur , instruit que je tentais quelques
routes nouvelles pour arriver à la guérison des maladies
qui font le sujet de ce mémoire, eut la délicatesse de con-
firmer en tous points, et sans y rien changer, le traitement
que j'avais commencé (1).

---

(1) Je ne saurais résister au désir que j'éprouve de consigner ici la
reconnaissance que je dois à M. Marjolin, pour les facilités qu'il m'a
données dans cette observation et celle de madame G... Je ne puis
comparer sa bienveillance, son désintéressement, sa loyauté médicale ,
qu'aux talents qui l'ont placé si haut dans la médecine et la chirurgie
française.

Le 1ᵉʳ septembre 1825.—Depuis un mois, et sans avoir notablement modifié le traitement de Rose, tous les accidents ont à peu près disparu. Il était naturel de douter que ce fût aux moyens employés, moyens ordinairement insuffisants, que l'on dût son retour à la santé, surtout un retour aussi prompt et aussi complet. Nous suspendîmes donc notre jugement, et bientôt après nous eûmes la certitude que Rose était enceinte. Elle est heureusement accouchée à terme ; elle est même redevenue enceinte, sans que sa maladie se soit reproduite dans le court intervalle qui a séparé ses deux grossesses.

Cette observation démontre, encore une fois, l'influence de l'état de grossesse sur les engorgements inflammatoires du col de la matrice. Je suis porté à croire qu'à moins de causes nouvelles et capables de la développer, Rose ne verra pas sa maladie se reproduire. Il en serait tout autrement si Rose eût été atteinte d'un squirrhe. Cette maladie aurait paru céder un instant par l'effet de la grossesse, mais on l'aurait vue réparer bientôt, par les progrès d'une effrayante rapidité, le court espace de temps donné au repos et à l'espérance.

NEUVIÈME OBSERVATION.

ENGORGEMENT INFLAMMATOIRE DU COL DE L'UTÉRUS, ACCOMPAGNÉ D'ULCÉRATIONS SUPERFICIELLES ET DE CHUTE DE LA MATRICE.

Madame D. est âgée de trente-deux ans ; sa constitution est sanguine ; aucune maladie de l'utérus n'a troublé l'existence de sa mère, et sa propre santé a été excellente jusqu'à ses premières couches.

Des accidents malheureusement trop fréquents à un premier accouchement lui laissèrent pour suites un relâchement de matrice, qui ne fit que s'accroître par un nouvel accouchement, et nécessita enfin l'emploi du pessaire. Il y avait deux ans que madame D. faisait usage de ce moyen de support, lorsqu'il détermina des douleurs vives dans le bas-ventre, les reins et les aines, une irritation dans les parties, un écoulement considérable de flueurs blanches, qui la mirent dans l'impossibilité de prolonger son emploi, et conséquemment de marcher.

Ayant été consulté, je trouvai le col de l'utérus aussi volumineux qu'un œuf de poule, et abaissé jusqu'à une très petite distance de la vulve; il était plus mou au toucher, plus chaud que ne l'est cet organe dans l'état naturel. L'abondance des flueurs blanches était telle, que la malade était obligée de se garnir exactement. La muqueuse utéro-vaginale était rouge, lisse, luisante, et présentait, sur la lèvre antérieure du museau de tanche, deux ulcérations de plus de deux lignes de diamètre chacune. Les règles, quoique trop abondantes, coulaient encore avec régularité, six jours par mois, comme au temps qui avait précédé la première grossesse; constipation habituelle et des plus opiniâtres; pouls apyrétique.

Le traitement que je prescrivis à madame D., et qui lui réussit complètement dans l'espace de six semaines, fut réglé de la manière suivante : repos absolu au lit, alimentation légère et blanche, et lorsque l'absence des règles le permettait, bains généraux d'une heure, à vingt-huit degrés (Réaumur); douches au moyen de l'entonnoir, d'abord émollientes, et ensuite alumineuses, opiacées, pendant dix minutes chaque matin; enfin, tous les deux ou trois jours, une once d'huile de ricin, le matin à jeun.

Ce traitement étant conforme en tout point à celui qui se trouve détaillé dans plusieurs observations précédentes, je m'abstiens de rendre compte, jour par jour, de ses effets, afin de dire un mot des motifs qui m'ont retenu dans l'emploi des sangsues et de la saignée, moyens qui, au premier coup d'œil, semblent si bien indiqués.

Ces motifs reposent, 1° sur ce que le pessaire, cause immédiate de la maladie, cessant d'être appliqué, il était naturel de penser que les effets morbides qu'il avait produits et entretenus tendraient à se dissiper d'eux-mêmes plus ou moins rapidement; 2° sur l'absence de la fièvre. En général les praticiens n'emploient, dans les autres maladies la saignée à la lancette que lorsqu'il y a trouble dans la circulation. Je ne sais pourquoi cette sage pratique n'est pas toujours suivie dans les affections de matrice. 3° Pour les sangsues au col, sur ce que les règles avaient conservé une grande régularité, et que j'ai observé que les sangsues, dans ce cas, ont le double inconvénient de déranger la menstruation, et de prédisposer, en pure perte, l'utérus à contracter de nouvelles maladies.

Je n'ai pas besoin de dire que ce traitement n'a changé en rien l'état de prolapsus où était la matrice depuis plusieurs années.

CHAPITRE PREMIER.

DESCRIPTION DES ULCÉRATIONS SUPERFICIELLES QUI SE FORMENT SUR LA MEMBRANE MUQUEUSE DU COL DE LA MATRICE.

Si l'on consulte avec attention les observations 3, 4, 5, 6, 7, 8. 9, on verra que ce genre de maladie attaque indifféremment tous les âges, depuis vingt ans jusqu'à soixante, toutes les constitutions , et que c'est principalement sous l'influence locale d'une inflammation locale qu'il se développe. Ordinairement plusieurs de ces ulcérations s'établissent à la fois, et commencent par un point rouge pour chacune d'elles, lesquels s'agrandissent, et se convertissent en ulcérations, par la destruction d'une ou de plusieurs tuniques de la muqueuse. Presque toujours les bords en sont frangés, blanchâtres; et au-delà se trouve une aréole d'un rouge vif, qui s'étend plus ou moins, selon la violence de l'inflammation. Leur diamètre est rarement de plus de deux lignes , et quelquefois infiniment petit. Leur surface n'est jamais saignante , à moins qu'on ne l'irrite fortement; caractère essentiel qui les distingue positivement des ulcères squirrheux. Elles sont ordinairement accompagnées d'un gonflement inflammatoire plus ou moins considérable, mais ce gonflement est toujours plus mou que ne l'est le col de la matrice dans l'état naturel , tandis que le gonflement qui accompagne les ulcères squirrheux est toujours plus dur que ce même col.

Le toucher offre encore de nouveaux caractères pour reconnaître cette maladie et la distinguer du cancer. Si on le pratique dans le cas d'ulcérations superficielles , on reconnaît que la sensibilité s'est développée dans le col de la matrice d'une manière plus ou moins vive , selon la gravité de la maladie et la susceptibilité plus ou moins grande du sujet. Dans le squirrhe , la sensibilité n'est point augmentée, souvent même elle est complètement éteinte , à moins qu'il n'y ait des ulcères; et dans ce dernier cas même , si le doigt évite leur surface , il n'y a pas de douleur perçue.

Toute la surface visible du col et la membrane muqueuse circonvoisine sont injectées dans le cas d'ulcérations superficielles , et offrent un aspect hémorrhagique qui a dû plus d'une fois en imposer sur la source des pertes de sang qui ont lieu si souvent dans ces affections; cependant je ne les ai jamais vues provenir dans ce cas que de la cavité utérine. Ce nouveau caractère me paraît, avec les précédents , établir une ligne de démarcation qui ne permettra plus de confondre ce genre de maladies avec les ulcères squirrheux, dont l'un des caractères invariables est de saigner très souvent , et surtout au moindre attouchement.

Les femmes atteintes d'ulcérations superficielles ont toujours des flueurs blanches, que j'ai reconnues être de deux espèces distinctes par leurs caractères physiques , et provenir de deux sources. Les unes, qui sont ordinairement très fluides, et dont la couleur varie depuis le jaune verdâtre, plus ou moins foncé, jusqu'à la limpidité presque parfaite , viennent du vagin ; les autres, quelquefois limpides, plus souvent blanchâtres, offrent une consistance qui varie depuis la fluidité aqueuse jusqu'à la consistance du blanc d'œuf à moitié cuit ; alors ce n'est pas sans peine que l'on parvient , avec de la charpie , à extraire la portion qui bouche l'orifice du col utérin.

La marche de cette maladie me paraît être la même que celle des inflammations des autres muqueuses, sauf les modifications que doivent y apporter les variétés d'organisation de cette membrane, variétés nécessaires pour qu'elle remplisse les fonctions spéciales qui lui ont été départies. Dès le début, la malade éprouve un dérangement notable dans la menstruation , qui ordinairement devient irrégulière et plus considérable , ou diminue et se supprime, ce qui est très rare. Une leucorrhée plus ou moins abondante, et dont la couleur varie du blanc au jaune verdâtre plus ou moins foncé, remplit les intervalles des pertes sanguines. Des douleurs, d'abord vagues, dans les reins et dans les aines, prennent ensuite un caractère de fixité qui n'est interrompu que par quelques instants d'un calme éphémère, ou bien par des douleurs plus vives qui suspendent la plupart des fonctions, et forcent la malade à se mettre au lit, et à tenir les cuisses fortement fléchies sur le tronc. En même temps, un sentiment de tension et de pesanteur se fait sentir dans la région utérine ; les douleurs des aines se prolongent dans les cuisses, et cette crise, après avoir duré un temps variable, se termine par une perte de sang plus ou moins considérable, et est suivie d'un calme qui, sans être complet, permet cependant à la malade de se livrer à quelques exercices peu fatigants. Si l'on pratique le toucher, on reconnaît, comme je l'ai dit plus haut, que le col de l'utérus est plus chaud, plus développé, plus mou, plus sensible, que dans l'état naturel. Si l'on se sert du speculum, on retrouve encore ceux de ces phénomènes qui sont sensibles à la vue, et, de plus, une inflammation manifeste de la muqueuse qui tapisse le col de l'utérus, laquelle présente assez souvent, dans plusieurs endroits, des points plus rouges, ou des ulcérations ayant les caractères que j'ai indiqués plus haut.

Il ne m'a pas encore été possible de fixer la durée moyenne de ces ulcérations, n'en ayant jamais abandonné aux seules forces de la nature ; je suis cependant fondé à croire qu'elles peuvent exister pendant plusieurs mois, sans changer de caractère, ni en bien ni en mal ; ordinairement pourtant leur durée paraît moins longue ; elles disparaissent alors sans laisser de traces visibles, et sont remplacées par d'autres, lesquelles, à leur tour, se comportent comme les premières, jusqu'à ce que, par l'effet de l'art ou de la nature, la guérison s'opère.

CHAPITRE II.

TRAITEMENT DES AFFECTIONS ULCÉRATIVES, ET DES EN-
GORGEMENTS, NON SQUIRRHEUX, DU COL DE LA MATRICE,
ET QUELQUES LIGNES SUR L'EMPLOI DES DOUCHES ET DE
L'IODE DANS LE TRAITEMENT DU SQUIRRHE.

Les moyens antiphlogistiques réussissent très bien dans
le traitement de cette maladie, appropriés toutefois à la
nature de l'organe malade, à sa situation, aux fonctions
qu'il remplit, à l'âge du sujet, et aux dispositions indivi-
duelles.

Les saignées générales ne conviennent qu'autant qu'il
y a pléthore générale et fièvre bien manifeste. La fréquence du pouls ne me paraît pas un motif toujours suffi-
sant pour déterminer à l'emploi de ce moyen. Madame G.
(quatrième observation) a été saignée vingt fois, sans
que la fréquence de son pouls en fût aucunement diminuée.
J'ai fait la même observation dans plusieurs autres cas.

Les hémorrhagies étant occasionées par l'inflammation
de la muqueuse, c'est en détruisant cette inflammation
que l'on parvient à la faire disparaître, et la saignée générale ne m'a paru produire de bons effets que dans le cas de
fièvre ou de pléthore générale.

Les sangsues doivent être appliquées immédiatement au
col de l'utérus [1]. Celles qu'on pourrait appliquer dans le

(1) Pour bien mettre à découvert le col de la matrice, au moyen du
spéculum, il est quelques précautions à prendre que je crois devoir indiquer ici, surtout pour les cas où, la vulve étant étroite, on est forcé
d'employer un speculum de petit diamètre. Mais indiquons d'abord
comment le speculum doit être introduit.

La femme est couchée, en supination, sur un plan droit, les cuisses
écartées, et un peu fléchies sur le bassin. L'opérateur étant placé à sa

voisinage, à l'anus, aux aines, à l'hypogastre, aux cuisses, étant loin de produire un aussi bon effet, leur nombre ne peut dépasser dix ou douze, et leur application demande des précautions que nous indiquons en note page 44 de ce mémoire. L'époque où il est le plus opportun de les employer est, en général, celle des menstrues, parceque c'est alors que les accidents sont portés au plus haut degré, et qu'il est le plus urgent de les combattre. Les sangsues ont en outre l'avantage, placées à cette époque, de ne pas déranger les règles; avantage qu'on ne saurait trop considérer dans toute espèce de traitement de ce genre. Si les douleurs persévèrent à un haut degré, après la première application, faite dans la circonstance que nous venons d'indiquer, on peut y revenir quelques jours après; mais alors il faudra surveiller la menstruation prochaine, et appliquer une troisième fois les sangsues sur le col, si elle n'avait pas lieu.

Après les sangsues viennent les douches. Ce moyen

droite, il écarte le plus possible les petites lèvres de la vulve, avec le pouce et l'index de la main gauche; puis il présente avec la main droite le speculum, enduit de cérat, à l'orifice du vagin, de manière à former avec l'axe de ce conduit un angle obtus rentrant en arrière; il relève peu à peu l'extrémité externe du speculum, en déprimant la cloison recto-vaginale, et en faisant un léger effort pour l'introduire, jusqu'à ce que l'axe du speculum se confonde avec celui du vagin. L'instrument étant ramené dans cette direction, il ne reste plus qu'à lui imprimer un léger mouvement de rotation, tantôt à droite, tantôt à gauche, en pressant légèrement, pour terminer cette opération sans effort et sans douleur.

Le speculum dont je me sers ordinairement est celui de M. Récamier, muni du manche qu'y a ajouté M. Dupuytren. Lorsqu'on a besoin de s'en servir pour la première fois, il est bon d'en avoir de plusieurs dimensions, et d'en choisir un assez petit pour qu'il ne blesse pas la malade, ordinairement effrayée quand elle n'est pas habituée à cette petite opération; cet instrument, que je préfère à tout autre du même genre, lorsqu'on a l'habitude de s'en servir, pourra, dans quelques cas, être remplacé avec avantage par les speculum de M. Guillon, de madame Boivin, ou celui, en verre, de M. Guilbert. Quelquefois je ne suis parvenu à mettre bien à découvert la totalité du museau de tanche qu'avec le speculum taillé en bec de flûte, dont Leperrey a donné la description dans le *Dictionnaire des sciences médicales* en 60 volumes.

dont nous avons, je crois, perfectionné l'emploi, né saurait être trop préconisé dans le traitement des affections ulcéreuses du col de la matrice. On verra, en lisant les diverses observations que renferme ce Mémoire, les avantages très grands que nous en avons retirés, soit que nous n'ayons eu à combattre que de simples ulcérations superficielles, soit que des affections beaucoup plus graves, telles que le squirrhe, ou l'ulcère cancéreux, aient réclamé leur emploi.

Nous avons dû nécessairement beaucoup varier leur composition, suivant l'exigence des cas. Tous nos essais n'ont pas été également heureux; il serait trop long de les rapporter en détail : je dirai seulement, en dernière analyse, que les douches d'eau de guimauve, pendant la première période des ulcérations superficielles, et les douches alumineuses, opiacées, pendant les deux dernières, réussissent très bien dans le traitement de cette maladie. Il en est de même des douches sulfureuses dans le traitement du squirrhe de la matrice : c'est principalement à leur emploi, combiné avec celui de l'iode et des antiscorbutiques, que la dame Chedlet, et la dame F***, dont je rapporte les observations sous les numéros 1 et 2, doivent leur guérison. La force des douches, leur durée, leur température ne méritent pas moins d'attention que leur composition. Avant de m'arrêter sur chacun de ces points en particulier, je dois exposer la manière dont j'administre les douches, et la différence très grande qu'elles offrent, dans leur action, avec les injections.

J'introduis un speculum, de dimension convenable, pour qu'il puisse embrasser le col de la matrice et mettre bien à découvert les parties qui en sont malades. Un aide, ou la malade elle-même, le tenant fixé dans cette position, j'administre la douche, soit au moyen d'un instrument en forme d'entonnoir, que j'ai construit pour cela, soit au moyen d'une pompe aspirante et foulante, munie d'un réservoir qui peut contenir dix ou douze pintes de liquide, et à laquelle s'adapte un tuyau en cuir, large d'un pouce, long de trois pieds environ, et fermé par un bout en cuivre, percé de quelques petits trous, dont la largeur est d'une demi-ligne. (Voyez à la fin de l'ouvrage la figure de ces deux instruments.)

Aussitôt que la douche est administrée, le speculum est retiré de la vulve; la malade rentre dans son lit, sur le bord duquel l'opération a été faite, et une heure après elle peut se lever (1).

Comparons maintenant les effets des douches à ceux des injections.

Il est évident, d'abord, qu'avant l'invention du speculum, les douches ne pouvaient pas être employées de la manière que je les administre Il n'est pas moins évident que, si des actions physiques différentes doivent produire des effets différents, la douche et les injections doivent agir d'une manière différente. Les injections en effet sont pratiquées, en général, au moyen d'une seringue de petite dimension, dont la canule, courbée à angle droit, se termine par une espèce de tête d'arrosoir. Parmi les trous dont cette tête est percée, il n'y a que ceux qui se dirigent vers le col

(1) Dans la dernière consultation qui eut lieu pour madame G..., M. Dupuytren, dont le génie chirurgical crée ou perfectionne chaque jour, m'observa que l'introduction journalière du speculum pourrait bien finir par fatiguer les malades, et devenir ainsi un obstacle à l'emploi du traitement que je propose. Il m'indiqua une modification à mon procédé que je ne rapporte pas ici, parceque, l'ayant essayée, elle n'a pas produit les effets que j'en attendais, et que, d'ailleurs, je n'ai pas encore rencontré une seule femme qui ne pût très bien supporter l'introduction journalière du speculum, bien que parmi celles que j'ai traitées il s'en soit trouvé plusieurs qui étaient très nerveuses. La seule incommodité que j'en aie vue résulter quelquefois est une démangeaison assez vive à la vulve, qu'un ou deux jours de repos et des lotions d'eau de guimauve font cesser immédiatement.

J'ajouterai, sans crainte d'être démenti par les faits, et abstraction faite des résultats, que la somme des douleurs est infiniment moindre par mon procédé que par tout autre; si même on peut appeler douleur la gêne qui résulte, pendant dix minutes, de la présence du speculum dans le vagin.

de l'utérus qui puissent produire une action quelconque sur cet organe. Ordinairement il n'y en a qu'un; de manière que la quantité de liquide qui va frapper sur le col est infiniment petite, en supposant même qu'il en aille jusque là ; car il peut arriver, car il doit arriver très souvent, que la canule étant peu enfoncée dans le vagin, et ayant une direction oblique à l'axe de ce conduit, toute la puissance de l'injection aille s'user contre une de ses parois, sans que le col en reçoive la salutaire influence.

Il doit encore arriver que la canule étant enfoncée avec peu de précaution, elle aille frapper le col de l'utérus avec plus ou moins de violence, surtout lorsqu'il y a chute incomplète de la matrice. Ajoutez que la force de l'injection n'est jamais régulière; car si le piston de la seringue vient à rencontrer quelque obstacle dans sa marche, la main fait effort pour le surmonter ; et s'il vient à céder tout-à-coup, l'injection va frapper avec violence, et d'une manière douloureuse, les parois du vagin et le col de la matrice; enfin, l'air n'arrive pas en même temps que le liquide sur la partie malade, et le médecin agit toujours dans les ténèbres lorsqu'il emploie ce moyen.

Dans les douches au contraire, tous les effets sont constants, vus et appréciés sur-le-champ ; on peut les diriger sur un point spécial de l'organe utérin, ou sur tout le col à la fois ; leur donner le degré de force qu'on désirera, depuis la simple lotion jusqu'à celui de la douche la plus forte ; une colonne d'air est entraînée par la colonne d'eau, et va doucher la partie malade, en même temps que cette dernière; enfin, le médecin voit chaque jour le mal, il en peut mieux étudier la nature, et les effets du traitement. Nos observations, et celles des médecins qui emploieront le même moyen, prouveront qu'il n'y a pas moins de différence dans les effets thérapeutiques de ces deux agents que dans leur action physique.

Durée, force, température des douches.

C'est par un ramollissement des parties squirrheuses ou tuméfiées du col de la matrice, ramollissement qui est suivi d'une résolution plus ou moins rapide, que les douches marquent d'abord leur effet; et ce double phénomène est d'autant plus facilement obtenu, que la force, la durée, la température des douches sont plus considérables. La douleur est le seul obstacle qui doive retenir; mais elle ne manque jamais de se développer si la température de la douche est de plus de trente-deux degrés (Réaumur), si la durée excède vingt minutes, et surtout si la force dépasse celle d'une colonne d'eau de douze pieds de hauteur et de quelques lignes de base; encore ce n'est que par degrés que l'on arrive à ces limites extrêmes : et lorsqu'on commence l'emploi de ce moyen, dix minutes de durée, trois pieds pour la hauteur de la colonne, et vingt-six degrés pour la température de la douche, suffisent souvent pour fatiguer la malade. Mais je dois convenir que ce n'est qu'après quelque temps d'expérience qu'on parvient à retirer de ce moyen tous les avantages qu'il est susceptible de produire; et je passe maintenant à la considération de l'emploi de l'iode.

Ce médicament énergique a été depuis 1815, époque de sa découverte, étudié par un grand nombre de médecins. Les observations de MM. Coindet, Biett, Richond, Magendie, Gairdner, Klaproth, Baron, Hahnemann, Wagner, Guersent, etc., etc. (1), permettront bientôt, avec celles qui se répètent chaque jour, d'écrire une histoire thérapeutique complète de ce corps simple. Mon but n'étant pas de tenter ici ce travail important, je vais me contenter de rapporter les faits qui me sont particuliers.

Lorsque le squirrhe de la matrice est arrivé à un certain

____

(1) Voyez les différents écrits périodiques, et principalement la *Revue médicale.*

degré, et à plus forte raison lorsqu'il est ulcéré, les digestions languissent, la peau devient blafarde, souvent les membres s'infiltrent, et toute l'habitude du corps prend un aspect lymphatique plus ou moins prononcé.

Le premier effet de l'iode, dans ces circonstances, est de relever la puissance digestive, et de donner de l'activité à la nutrition de tous les systèmes ; ensuite, si on ne se hâte pas trop d'en élever les doses au-delà de certaines limites, et que l'on en seconde les effets par l'emploi des douches, il agit de la manière la plus favorable pour aider et accélérer la résolution des engorgements squirrheux du col de la matrice. Ma manière de l'employer consiste à mêler, depuis un gros jusqu'à quatre, de la teinture alcoolique avec une pinte de sirop antiscorbutique, dont la malade prend une cuillerée à bouche matin et soir. S'il survient de l'excitation, ou un amaigrissement notable, ce qui est fort rare, la dose en est diminuée, ou l'emploi tout-à-fait suspendu.

Il me resterait maintenant à considérer l'emploi des autres moyens thérapeutiques dans le traitement des affections du col de la matrice, et principalement ceux dont l'efficacité ne saurait être révoquée en doute, ou qui constituent à eux seuls des méthodes de traitement : telles sont la cautérisation et la résection ; mais ces opérations étant étrangères aux moyens que j'emploie, et mon but étant de pouvoir dispenser de leur emploi, lors même qu'elles seraient d'un effet sûr, je remets à un travail plus étendu ce que j'aurai à dire sur ces procédés.

Quant aux bains, aux préparations mercurielles, aux extraits des plantes narcotiques, etc., aux diverses boissons dont l'usage peut convenir dans ces sortes de maladies, et même à l'opium, dont la vertu calmante est si souvent d'un grand secours, je m'abstiens d'en parler encore ; mais c'est uniquement parceque je ne pourrais en rien dire que les médecins ne sachent déjà, et qu'ainsi je grossirais en pure perte ce mémoire, peut-être déjà trop volumineux.

Je ne puis cependant me dispenser de dire un mot sur les purgatifs. Il est fort ordinaire que les femmes atteintes d'ulcères ou d'ulcérations soient constipées, et que les lavements se trouvent insuffisants pour produire les évacuations nécessaires. Il en résulte que les malades sont obligés à de très grands efforts pour aller à la selle, et que souvent les hémorrhagies en sont la suite. En administrant tous les trois jours une demi-once d'huile de ricin, on tient le ventre libre ; et cette précaution, de peu d'importance au premier coup d'œil, aide beaucoup au succès du traite-ment (1).

CHAPITRE III.

LES ULCÉRATIONS SUPERFICIELLES DU COL DE LA MATRICE PEUVENT-ELLES SE TERMINER PAR UN SQUIRRHE DE CET ORGANE ?

Tous les pathologistes qui ont écrit sur l'inflammation indiquent ce grand phénomène de nos maladies comme susceptible de se terminer dans tous nos tissus par l'induration, et je suis de leur avis ; mais je pense qu'il y a aussi loin de l'induration, produit ordinaire et naturel de l'inflammation ordinaire et naturelle, à l'induration squirrheuse, qu'il y a loin de l'inflammation varioleuse syphilitique à l'inflammation érysipélateuse, ou produite par l'application d'un rubéfiant sur la peau.

Partant de là, je pense que l'inflammation qui accompagne les ulcérations superficielles du col de la matrice

---

(1) Je m'occupe en ce moment de recherches bibliographiques sur les douches, pour compléter un travail que je compte publier incessamment.

peut bien se terminer par l'induration, quoique je ne l'aie point observé, mais cette induration ne sera point un squirrhe. Je me fonde sur ce que le squirrhe de la matrice ne débute jamais de la même manière que les ulcérations superficielles, qu'il suit une autre marche dans ses développements; et aussi, comme je le disais tout à l'heure, que je n'ai point encore vu l'induration succéder aux ulcérations superficielles, quoique j'aie vu de ces ulcérations durer et se renouveler pendant des mois entiers.

Je serais bien tenté de demander l'explication de ces faits à l'auteur de la *Médecine physiologique*, dans l'hypothèse qu'une irritation, toujours la même dans sa nature, et variable seulement dans son intensité et le tissu où elle existe, préside à tous les phénomènes morbides actifs de l'économie; mais je m'en abstiens, parcequ'il ne me donnerait que celle qu'il professe dans ses cours, ou que renferment ses ouvrages, et que cette explication me paraît absolument inadmissible.

CHAPITRE IV.

COMMENT LES DOUCHES AGISSENT-ELLES DANS LE TRAITEMENT DES AFFECTIONS DU COL DE LA MATRICE?

Comment la vaccine préserve-t-elle de la variole? comment le mercure guérit-il la syphilis? comment le quinquina guérit-il la fièvre intermittente? Lorsqu'on aura répondu à ces questions et à plusieurs autres du même ordre, que je pourrais faire, je serai peut-être alors en état de dire comment les douches agissent dans le traitement des affections du col de la matrice. Jusque là je ne vois qu'une action physique, plus ou moins énergique, exercée sur le col de l'utérus squirrheux ou ulcéré, et sous l'influence de laquelle les propriétés vitales de cet organe reprennent peu à peu leur rhythme hygiénique.

CHAPITRE V.

LE CANCER EST-IL UNE MALADIES DISTINCTE DE TOUTE AUTRE ?

Natura non facit saltus. Cet axiome, comme beaucoup d'autres, a besoin d'explication.

Le cancer, comparé au dernier degré de l'état scrophuleux, à mon avis, n'est point une maladie essentiellement distincte de cet état, peut-être même y a-t-il identité entre ces deux modifications de l'état normal; mais vouloir rattacher, comme on l'a fait dans ces derniers temps, le cancer à la grande classe des maladies produites par irritation, sub-inflammation et inflammation, c'est se montrer, comme j'ai essayé de le prouver dans le chapitre IV, facile dans le choix d'un principe, et plus facile encore dans l'admission de ces conséquences et la manière de les coordonner.

Vouloir un système, c'est vouloir une chose, merveilleuse sans doute, et d'autant plus merveilleuse qu'il ne faut pour l'établir qu'un principe donné par la nature, dont on développe les conséquences, conséquences qu'il renferme nécessairement (1) ; mais vouloir un système, c'est vouloir montrer entre les faits qui le constituent une telle identité, que la raison en soit non seulement satisfaite, mais encore qu'elle soit forcée de sentir la vérité et de s'y rendre. Vouloir faire un système, c'est vouloir quelque chose qui ressemble au système de l'attraction, au système chimique, etc. Je considèrerai le cancer comme analogue à une autre maladie quelconque, lorsqu'on m'aura démontré que le cancer et cette maladie se développent

(1) Laromiguière, *Leçons de philosophie.*

exactement sous les mêmes influences , se régissent par
les mêmes lois , et surtout se guérissent par le même traitement.

CHAPITRE VI.

LE CANCER DE LA MATRICE N'EST POINT UNE MALADIE PUREMENT LOCALE , PRODUITE PAR UNE IRRITATION PUREMENT LOCALE.

Quelque décidé que l'on soit, dans la pratique de la médecine, à suivre en tout point le flambeau de l'expérience,
et à ne considérer les théories que comme des hors-d'œu-
vre plus ou moins ingénieux , mais d'une application souvent impossible , puisqu'elles ne sont pas l'expression
exacte des faits , il est cependant difficile , à moins d'être
tout-à-fait étranger à la connaissance des sciences exactes,
d'observer un fait avec attention, sans chercher, je ne dirai
pas à le rattacher à un système général de médecine, mais
au moins à une cause de laquelle il dérive comme conséquence naturelle.

Ce besoin, je l'ai senti fortement dans l'étude du cancer , et je crois énoncer une opinion conforme à la vérité
en disant que le cancer de la matrice, pas plus que le cancer des autres organes , n'est pas une maladie purement
locale. A défaut de preuves pour le moment, je pourrais en
appeler à la conscience des illustres membres de cette
académie, à la crainte qu'ils éprouvent de voir se reproduire incessamment une maladie dont le scalpel a cependant enlevé les dernières traces visibles et au-delà. Cette
crainte, pour me servir d'une comparaison qui donne de
la force et de la clarté à ma pensée, est en tout semblable
à celle que l'on éprouve de voir reparaître des symptômes
vénériens, lorsqu'un traitement mercuriel, sagement ad-

ministré, n'a pas détruit l'infection syphilitique et que l'on s'est contenté de guérir par des topiques et sans mercure les signes de cette maladie. Tout ce qu'on pourra dire contre cette diathèse, cette disposition, cette infection qui se communique par hérédité, qui produit et reproduit une maladie, toujours la même au fond, quoique souvent elle revêtisse à l'extérieur des formes variées, pourra bien montrer les ressources de l'esprit humain, mais vient échouer devant les faits, et ne saurait détruire le sentiment intime dont j'ai parlé plus haut.

Si maintenant j'interroge les preuves, ou du moins ce qui me paraît être tel, je suis obligé de faire de nombreuses et importantes distinctions ; et comme déjà j'ai parlé du cancer de la matrice, j'avertis que c'est toujours de ce genre d'affection dont j'entends parler, et parmi même les diverses espèces que les dissections pathologiques y ont démontrées d'une manière décisive, je choisis celui qui se présente d'abord sous la forme du squirrhe bien avéré, se ramollit ensuite, s'ulcère dans un ou plusieurs points, et fournit cet ichor corrosif qui à son tour rend le vagin squirrheux, l'enflamme et l'ulcère ; qui est accompagné, surtout vers la fin, de douleurs intolérables, et se termine par la mort, en montrant empreinte sur l'individu cette physionomie particulière, cette cachexie spéciale, nouveau cachet du cancer pour l'observateur attentif.

Ces preuves, je pourrais les montrer dans les écrits d'une foule de médecins célèbres de tous les âges, depuis Hippocrate jusqu'à Laennec ; tous, il est vrai, ont donné des noms différents à la cause spéciale du cancer ; ce qui est de peu d'importance, puisqu'ils ignoraient cette cause aussi bien que nous. L'essentiel était qu'ils établissent, qu'ils reconnussent sa nature distincte ; et c'est ce qu'ils ont fait.

Quant aux preuves qui ressortent de ce mémoire, elles découlent principalement des différences que j'ai trouvées entre des affections qui paraissaient au premier aspect être les mêmes, et qui cependant différaient essentiellement.

Si l'on consulte les observations que renferme ce mémoire, à partir de la troisième, on verra que les malades qui en sont le sujet offraient tous les symptômes d'une maladie organique commençante ; que de très habiles médecins les ont jugées et traitées comme telles, et qu'au fond cependant elles n'étaient que des inflammations du col de la matrice, avec des ulcérations très bénignes de la membrane muqueuse qui tapisse cet organe ; ulcérations tout-à-fait analogues aux aphthes ulcératrices qui se remarquent sur les lèvres, la langue, le pharynx, et plus avant encore quelquefois dans le tube intestinal. On voit, dans ces observations, que les pertes de sang, les écoulements blancs, la nature et le siége des douleurs sont tout-à-fait capables d'en imposer sur la véritable origine de cette maladie. Et c'est ici surtout qu'un examen sérieux devient indispensable, au moyen du speculum, sans lequel on n'aurait jamais que des données incertaines. Ceci explique aussi la différence des résultats qu'on observe journellement dans la pratique, et pourquoi l'on répète ici que les ulcères de la matrice sont incurables, et là, qu'ils sont susceptibles de guérison. Le plus ordinairement on ne s'entend pas sur les faits dont on parle. Ce mémoire aura du moins simplifié la question, en distinguant deux espèces de maladies tout-à-fait différentes, et ordinairement confondues sous une même dénomination.

CHAPITRE VII.

POSSÉDONS-NOUS UNE BONNE MÉTHODE DE TRAITEMENT , UNE VÉRITABLE THÉRAPEUTIQUE DU CANCER DE LA MATRICE ?

Le but du médecin est de guérir : on peut avoir des connaissances immenses sur les sciences médicales ; si l'on ignore la thérapeutique (1) , on est naturaliste , anatomiste , pathologiste , etc., mais on n'est pas médecin. Condillac a dit avec raison que l'art de penser consistait dans la parole, dans l'artifice du langage ; moi je dis que tout l'art du médecin consiste dans la thérapeutique , dans l'artifice du traitement des maladies ; et du moment où nous saurons combattre et guérir par un traitement quelconque toutes sortes de maladies , nous serons aussi satisfaits de la connaissance que nous aurons de la nature de ces maladies , que nous le sommes de la nature et de la netteté d'une pensée , lorsqu'elle est exprimée en termes clairs et précis.

Ici nous touchons au point le plus élevé de la philosophie médicale ; mais pour le traiter d'une manière satisfaisante , il faudrait consacrer des volumes à l'examen des doctrines qui ont régné plus ou moins long-temps en médecine ; découvrir les motifs qui ont dirigé leurs auteurs , apprécier l'influence qu'elles ont eue , montrer enfin, dans une maladie donnée , toutes les indications à remplir , et les moyens de les remplir toutes : travail immense , qui probablement ne saurait être encore exécuté dans l'état actuel de la science , du moins pour plusieurs maladies.

Quant à la question qui fait le sujet de ce chapitre , je laisse aux observations 1 et 2 le soin de la résoudre.

(1) Ici je n'entends pas la thérapeutique qui promet de guérir, mais celle qui guérit réellement.

PROPOSITIONS.

C'est par le col de l'utérus que commencent la plupart des maladies qui désorganisent ce viscère.

L'examen du col de l'utérus, au moyen du speculum, peut seul, avec le toucher, fournir des signes pathogno-moniques ; tous les autres signes tirés, soit de la nature des divers écoulements, soit des douleurs, etc., étant pu-rement accessoires.

Cependant l'analyse chimique des divers écoulements, provenant de la matrice, lesquels sont très faciles à isoler, pourra *peut-être* éclairer la nature de la maladie dont elle sera atteinte, et les divers degrés de cette maladie.

On doit s'abstenir du coït dans les affections de la ma-trice.

Il y a dans l'état normal des organes sexuels de la femme deux sortes de coïts très distincts : ceux qui sont suivis de la conception et ceux qui ne le sont pas ; ces derniers doivent produire peu d'effet dans les maladies de l'utérus qui font le sujet de ce mémoire ; les autres devront être suivis rarement de grossesse durable et pres-que toujours d'une hémorrhagie plus ou moins abondante, occasionée par l'excitation que le produit de la conception détermine dans l'utérus et ses annexes. Ceci explique la différence des effets que l'on remarque dans ces affections à la suite du coït, qui tantôt est suivi d'hémorrhagies, et tantôt ne l'est pas. J'ai souvent remarqué aussi que l'hé-morrhagie ne venait qu'un ou deux jours après le coït,

mais qu'elle était alors beaucoup plus forte ; c'est qu'a-
lors le produit de la conception , ayant été retenu plus
long-temps , avait occasioné une excitation plus forte , et
par suite une hémorrhagie plus considérable , au moment
de son expulsion.

Les inflammations du col de l'utérus peuvent durer des
années sans avoir causé de désordres incurables.

L'inflammation du vagin , les altérations organiques
dont sa membrane muqueuse devient le siége , sont produits par les liquides qui s'écoulent de la matrice et du
col lorsqu'ils sont ulcérés. Ces liquides prennent des
propriétés d'autant plus évidentes , que la maladie est plus
ancienne et plus avancée ; de sorte qu'on peut presque
juger de l'état de la matrice par celui du vagin , et réciproquement.

La muqueuse qui tapisse la cavité utérine est toujours
plus ou moins affectée dans le squirrhe et dans les engorgements inflammatoires du col de la matrice, avec ou sans
ulcérations.

La grossesse suspend ordinairement la marche des affections quelconques du col de l'utérus ; elle peut guérir
les affections purement inflammatoires ; celles qui sont de
nature squirrheuse reparaissent bientôt après.

Rarement la conception a lieu dans les affections inflammatoires du col de l'utérus , plus rarement encore dans
les affections squirrheuses.

Du moment où il y a grossesse, on doit suspendre les
douches, les injections, les applications de sangsues au col,
ces moyens pouvant très promptement amener l'avortement.

Les explications que Gairdner donne (*Revue médicale,*

février 1824) sur l'action de l'iode sont ingénieuses sans doute ; mais est-ce bien par la seule excitation du système absorbant que ce médicament agit dans le cas du squirrhe ?

La théorie de M. Richond ne me satisfait pas davantage.

———

Ce mémoire était complètement terminé lorsque l'ouvrage de M. Guilbert est venu à ma connaissance. Cet ouvrage, intitulé *Considérations pratiques sur certaines affections de l'utérus*, se divise en trois parties. Dans la première, l'auteur rapporte deux observations, où des engorgements chroniques du col de l'utérus ont été guéris par l'application de sangsues mises immédiatement sur cet organe. Dans la seconde, il se livre à des recherches d'érudition, d'où il résulte qu'avant lui les sangsues n'avaient point été portées au-delà de la muqueuse vaginale ; puis il décrit les diverses espèces de speculum. Dans la troisième, l'auteur discute avec soin l'influence des diverses causes qui peuvent produire l'inflammation chronique du col de l'utérus ; la rétropulsion d'un érysipèle lui paraît être, dans un grand nombre de cas, capable de produire des indurations du col de l'utérus ; et il termine en avouant que ses nouvelles observations n'ont pas toujours entièrement confirmé les espérances qu'il avait conçues de l'application immédiate des sangsues ; application qu'il ne conseille, en définitive, qu'après l'emploi des saignées supérieures, et lorsque les autres moyens auront échoué.

FIN.